腸樂我淨
素無量心

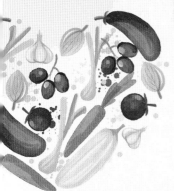

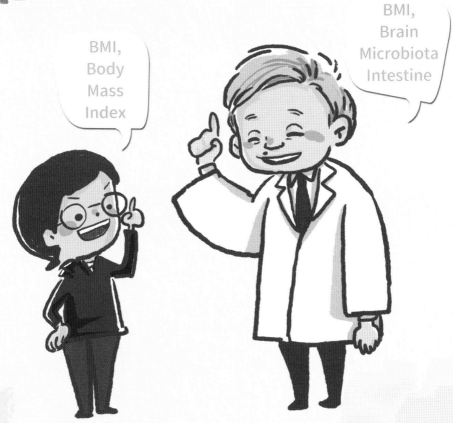

BMI,
Body
Mass
Index

BMI,
Brain
Microbiota
Intestine

慈濟教育志業執行長、醫學博士、兒科教授 王本榮──著

凌阿板──插圖

目　錄

推薦序

① 人菌一生緣，腸道成焦點／吳明賢 ⋯⋯⋯ 04

② 百兆食客，素食益生／林俊龍 ⋯⋯⋯ 06

③ 素無量心：護腦護生護地球／林欣榮 ⋯⋯⋯ 09

④ 素食與健康的科學實證／趙有誠 ⋯⋯⋯ 12

⑤ 慶生會／簡守信 ⋯⋯⋯ 15

⑥ 「素」無量心，「素」無量學／賴寧生 ⋯⋯⋯ 17

⑦ 腸道腸識，「素」不宜遲／劉怡均 ⋯⋯⋯ 20

⑧ 大哉教育，素無量心／羅文瑞 ⋯⋯⋯ 22

⑨ 素食與人類文明／何日生 ⋯⋯⋯ 24

⑩ 與萬物共生息／張芷睿 ⋯⋯⋯ 28

自序／素說心語・三德四從 ⋯⋯⋯ 30

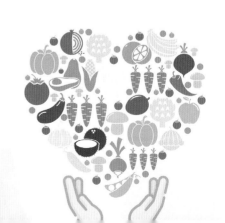

第 一 篇 腸樂我淨・常樂我淨⋯⋯⋯33

① 道可道，非「腸道」⋯⋯⋯34

② 「道」通天地有形外，亦在質能變換間⋯⋯⋯40

③ 我們是「藏菌人」也是「腸菌人」⋯⋯⋯48

④ 腸道社會：有菌的地方就有江湖⋯⋯⋯54

⑤ 腸腦菌軸：負陰而抱陽，沖氣以爲和⋯⋯⋯62

⑥ 「腸」樂我淨，「腸」治久安⋯⋯⋯70

第 二 篇 素無量心・四無量心⋯⋯⋯79

① 清香白蓮素還眞⋯⋯⋯80

② 猩猩知我心⋯⋯⋯87

③ 知否？知否？應是紅肥綠瘦⋯⋯⋯96

④ 居「高」思危，「食」在心路⋯⋯⋯103

⑤ 細胞叛變：癌是疾病山口組⋯⋯⋯112

⑥ 「素」無量心，「素」養人文⋯⋯⋯121

第 三 篇 茹素我聞・如是我聞⋯⋯⋯137

參考書目⋯⋯⋯150

人菌一生緣，腸道成焦點

當科學家傾洪荒之力完成人類基因體計畫後，不少人開始天真地認為終於可以解開人體這部複雜機器的運作之道！想不到因為隨基因體醫學進步發展出來的定序技術運用到人體腸道的分析，竟然發現腸道內的細菌種類超過千種，基因至少是人的百倍，細胞數目則為人體細胞的十倍，所以有人戲稱「我們只有 10% 是人類」，並把先天父母親傳給我們的遺傳 DNA 稱為「初級基因體」（primary genome），而後天的腸道菌合稱「次級基因體」（secondary genome）。

這些腸道微菌自出生時即存在於人體，而且成長過程中會隨著飲食、生活型態及醫療方式等不同而有所改變。它們並非無所事事，透過免疫及代謝兩大作用，甚至腸腦軸（gut-brain axis）的改變而影響我們的

生理作用與身體健康。當其微生態失衡（dysbiosis），除了腸道通透性改變造成腸漏症候群（leaky gut syndrome），也讓原存於腸道中的葛蘭氏陰性菌透過血液流竄至全身，形成代謝性內毒素症（metabolic endotoxemia）外，也會由上述代謝、免疫、腸腦軸的紊亂產生除腸道以外的全身性疾病。因此了解我們自己身體內的小宇宙腸道微菌，這本有字天書如何正常運作，失衡時如何產生癌症、心血管、腦部神經退化性疾病等是目前醫學研究的顯學，所謂「腦病腸治」，甚至可找到過去束手無策疾病的解方。

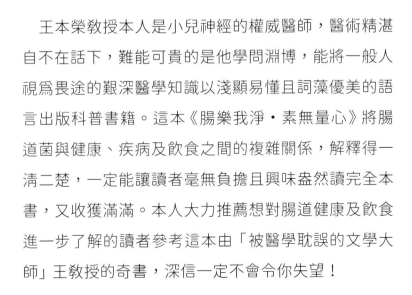

王本榮教授本人是小兒神經的權威醫師，醫術精湛自不在話下，難能可貴的是他學問淵博，能將一般人視為畏途的艱深醫學知識以淺顯易懂且詞藻優美的語言出版科普書籍。這本《腸樂我淨・素無量心》將腸道菌與健康、疾病及飲食之間的複雜關係，解釋得一清二楚，一定能讓讀者毫無負擔且興味盎然讀完全本書，又收獲滿滿。本人大力推薦想對腸道健康及飲食進一步了解的讀者參考這本由「被醫學耽誤的文學大師」王教授的奇書，深信一定不會令你失望！

推薦序② —— 林俊龍 (佛教慈濟醫療財團法人 執行長暨心臟內科專科醫師)

百兆食客，素食益生

　　戰國時代，孟嘗君養食客三千，這三千食客平常日好像無所事事，但在必要時刻就發揮關鍵救援的功能，多次幫助孟嘗君化險為夷。我們的人體，則是養了數百兆的食客——腸道菌，平常也似乎沒有在做事，事實上它們發揮了非常重要的功能，幾乎都關乎我們的身體健康，是預防疾病的主角。我們張開口把食物吃進體內，結果，是人體的細菌食客先吃，要靠它們先將食物消化。所以，你要餵這些「食客」什麼樣的食物，至關重要。

　　「腸腦軸 (gut-brain axis, GBA)」概念，讓我們了解腸道菌有多麼重要，除了腸與腦之間的溝通聯繫，也攸關全身的健康。「病從口入」、「藥食同源」

這樣的道理很簡單，大家都懂。左右人體健康的元素，除了與生俱來的基因，居住生活環境的健康——陽光、空氣、水；再來就是——飲食。所以，我們要思考該如何餵養「食客」，因為我們希望這些腸道菌盡可能都成為對身體有益的益生菌，而不要變成對身體有壞處的害生菌。

現今醫學研究及生物科技發展，也朝向研究如何多養出一些益生菌，相對減少人體內害生菌的數量。目前雖然還沒有百分之百足夠確切的證明，但相對來說，素食（特別是蔬菜、水果等植物性飲食型態）於人體攝取之後養出來的腸道菌叢較傾向於有益健康；動物性飲食，則會養出對身體較無益處的腸道菌。我們當然是推薦人人採行素食飲食，來養出數百兆有益身體預防疾病的腸道菌食客。

慈濟醫療法人的素食研究團隊從二〇〇五年開始至今，持續進行有關素食與健康、疾病、甚至環境等關係的研究。毫無疑問的，從我們已發表在專業醫學期

刊超過十篇以上的研究論文，可知素食對於腦中風、糖尿病、心臟血管疾病、痛風等，甚至憂鬱症，都有很正面的影響，能減少疾病的發生率。而目前我們正在研究證明體內腸道菌是如何運作發揮助益的功能。

《腸樂我淨‧素無量心》一書的風格，一如王本榮執行長的演講，不僅引經據典，除了佛典，連武俠小說、布袋戲角色都引入書中；而且風趣幽默，搭配阿板俏皮活潑的插畫，呈現出腸道菌在人體中的功能，也闡述了素食對腸胃道及腦部的良好影響，值得推薦，樂為之序。

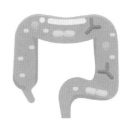

素無量心：護腦護生護地球

「You are what you eat.」這是一句很傳統的英文諺語，意思就是說你吃的東西會決定你是什麼樣的人。這句話一直到腸腦軸（gut-brain axis）這幾年在神經科學上創新的研究發現才真正進一步的證實。

腸道菌指的是在腸道內的共生菌群，藉由分泌一些短鏈脂肪酸（short-chain fatty acid）的因子，能夠調節全身的免疫系統並藉由腸腦軸來改變腦部神經的活性。在頂尖期刊像是《自然》（Nature）或是《細胞》（Cell）上，就有發表許多過去不明原因的神經退化疾病，如巴金森氏症、失智症或是神經發炎疾病如多發性硬化症等，會因為腸道菌的改變而增加發生的機率，或是疾病的嚴重度改變也與腸道菌的好壞菌組成和數量變化有關。這些研究顯示，我們現在吃的食

物居然會跟數年後腦部的健康、甚至與得到的神經疾病會有直接的關連。

甚至近年有一篇發表在《自然》的研究發現，素食者與葷食者在改變飲食習慣後，腸道菌的組成會快速在幾天之內就顯著改變。例如葷食者改吃全素後，腸道菌就會立即改變成為較多的好菌組成，而這些好菌能夠分解脂肪與膽汁，且改善腸道發炎的情況，減少未來發生許多疾病的機率。這些證據都說明「非素不可」也是需要飛速改變。

本書直指「腸道」是人體第二個腦，直接向大腦負責；而「腸道菌相」可以調解我們的飲食攝取、體重、新陳代謝、免疫系統、大腦的情緒、發育及健康。如果要求身體的長治久安，就要從「腸治久安」做起。而以植物為主的飲食對促進腦軸線的健康很有益處，能促進腸神經系統的健康，還可保護大腦免於低度發炎反應。更多的研究指出，素食加上適當的運動，避

免菸酒壓力，不僅可以預防、減低血管硬化，還可以疏通已開始發生阻塞的血管。

近來神經科學也證實大腦裡有一個「慈悲利他」區域，只要接觸人間苦相就會被觸動，起同情、悲憫的反應，也就是說利他慈悲的法喜快樂，可以反映出神經傳導物質，形成一個慈悲迴路。茹素，就是天天培養慈悲心，加強慈悲迴路，不忍食眾生肉，不忍殺生，更是體現佛法中與萬物結好緣，長養慈悲心。

不要小看素食的力量，證嚴上人曾開示，如果說只有一個人每天素食，當然不會造成多大差異，但如果有一百萬人做同樣的選擇，這個世界必將有所不同。素食的力量是會因為愈來愈多人的加入而倍增，讓我們在生活中以「素」無量心涵養「慈悲喜捨」四無量心，與萬物結好緣、遠離疫病、利他護生護大地，擁有美善人生。

推薦序④ ── 趙有誠（臺北慈濟醫院院長）

素食與健康的科學實證

　　很榮幸因為胃腸科醫師的背景，有緣先拜讀了這本《腸樂我淨‧素無量心》，又因為受本榮兄之邀撰寫序言，我非常用心地反覆品讀。我相信受過完整醫學科學教育的朋友，讀完此書，一定會佩服王執行長深厚的功力，運用基礎醫學的知識，將人體奧祕說得條理分明，不愧是教授典範。近年來科學研究已知腸道菌相與身體健康、免疫反應、發炎反應及疾病的衍生均息息相關，因此如何選飲食，不但影響了我們腸道的菌相，也決定了我們身體的健康。

　　慈濟醫療志業林俊龍執行長及他的團隊就在國際醫學期刊發表了素食可減少罹患憂鬱症、中風、白內障、膽結石、糖尿病、脂肪肝、痛風、泌尿道感染的機會以及就醫的花費，國外的研究也證實素食可減少

心血管疾病、大腸癌、乳癌及攝護腺癌的發生。其實無論由宗教、慈悲、養生與地球環保眾多的理由，都指向「茹素」不殺生是現今應該大力推動的時尚飲食文化。本書簡要地收錄了腸道菌及營養學的研究，提供出應該用心推廣素食的科學實證。

慈濟教育志業執行長王本榮教授與六秀師姐是慈濟世界的才子佳人。王執行長除了在小兒神經學的專業之外，對佛法亦有深入的鑽研。他們夫妻同修，皆是追隨證嚴上人多年的虔誠弟子。

這本《腸樂我淨・素無量心》的大作，雖然文字簡約，頁數有限，但是細讀其中章節，真的令人嘆為觀止，拍案叫絕，是本值得讀者反覆品閱，用心體悟的好書。

本榮兄以行雲流水的文筆，融會貫通了解剖學、組織學、胚胎學、微生物免疫學、生化學、生理學、基因學、內分泌學、消化學及神經學浩瀚的學問，將複雜專業的知識用科普的方式，分析歸納出素食與健康

的科學觀點。書中獨特新創的詼諧用詞，讓人難忘他的幽默本色與文學造詣。阿板師姐的插畫更讓本書的主題鮮明而吸睛。

　　此書之撰寫乃因推廣素食健康緣起，若能引起讀者的共鳴，身體力行再介紹分享給親友大眾，大家一起壯大茹素的行列，必能發揮此書最大的影響力。祝福本榮兄此本《腸樂我淨・素無量心》能廣傳華文世界，利益天下眾生。

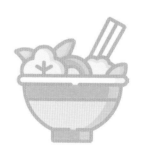

推薦序⑤ —— 簡守信（臺中慈濟醫院院長）

慶生會

一個看似平常的慶生會，主人翁雖然是三歲的小朋友，但是媽媽一聲聲的感恩與託付，讓所有人紅了眼眶。

她感恩公婆的照顧與陪伴，在忙碌的工作中永遠是以孫子爲中心；也感恩她父母親的堅強支持。她更想藉著這樣的場景所留下的畫面，在未來的歲月裡，她的寶貝小孩在她遠離之後，仍有阿公阿嬤無缺的愛。

她是一位大腸癌末期的患者，在生產完後被診斷是第四期的大腸癌。她原來想出血應該是痔瘡在懷孕時加重所造成的，所以就拖到生產完才就醫。想不到晴天霹靂，診斷竟然從痔瘡變成大腸癌，醫師也告訴她大約只剩半年的壽命。在慈濟醫院腫瘤科醫師的努

15

力下，半年的餘命多延長了兩年，而在這兩年中她聽到了小寶貝會喊她媽咪，也看到了小寶貝會從房間的一個角落跌跌撞撞地將她撞個滿懷。因為這樣，她也要感恩醫療團隊。在她譜寫生命終曲時，不是嘎然而止，而是溫馨的餘音讓她可以勇敢地說再見。

不捨與感動之外，我們更應該想想如何讓這樣的悲劇不至於再度發生。

改變飲食習慣是刻不容緩的最好預防！醫學相關研究告訴我們：素食可以減少大腸癌百分之五十的發生率！

王執行長在《腸樂我淨・素無量心》書中，用生花妙筆、旁徵博引、引經據典，全方位的讓大家了解素食的重要。他的理性分析、感性凝視，呼應了上人的聲聲呼喚，也開啟了茹素的「新生命運動」。

讓我們一起理直氣壯、心平氣和、快快樂樂、健康平安的吃素！

推薦序 ⑥ —— 賴寧生（大林慈濟醫院院長）

「素」無量心，「素」無量學

　　《腸樂我淨‧素無量心》這本書，是一本「解剖學」，也是一本「生理學」，嘗試說明我們對腸道系統的錯誤認知。以前認爲腸道系統始於食道吞嚥至肛門，萬物如一轍是供應人體營養的簡單功能。隨著科學研究才逐漸了解腸胃道有許多控制中樞：「吞嚥中樞」始於食道咽喉；「蠕道中樞」始於食道，終於大腸讓食糜前進；「內分泌中樞」分泌二十餘種酵素消化食物；「神經迴饋中樞」網絡之密集與傳統腦脊椎中樞並列，兩大神經網絡互通互換訊息才能維持身體功能運作的恆定。作者更引用近年來的大量研究數據說明腸道長期寄生、共生的住戶 —— 腸道菌叢的重要性。這些住戶厲害異常能抵抗胃酸 PH1-2 的強酸，也能從大腸廢棄物食物雜堆中找出利於活命的物質。這

一大族群扮演人類生理功能的恆定運轉，更能與人類演化及現代人類物種優勝劣敗起關鍵作用。所以這本書也是「營養學」和「人類演化學」，說明食物、環境及生物體溝通的模式。

也因為成功的演化讓人類躍升為地球上的智慧主宰，卻也因貪念起耗掉地球大量資源。作者憂心提出「達爾文模式」生物性演化是無法趕上「拉馬克模式」時代文化性的演化，而這種侵略性的演化終究會造成生物鏈的崩解。這本書也是「地球科學」探討人類貪念造成地球資源危機，包括物種及大氣的消長互動的脆弱性，涉自臨崩解而不自知。這本書也是「心理學」，指出社會事件只不過是心理事件的社會面，相由心生，食物供給方式與成份推動了飲食文化錯誤的認知，大量飼養動物，讓人類認為動物只不過是供應人類生存的唯一功用，完全忽視物種靈性，視肉食為當然。這種倒行逆施自然帶來反撲，肥胖、糖尿病、心臟病、癌症一一產生，所以這本書也是「內科學」，指出病因，但人類頑固卻拒絕接受因果。

　　這本書更是「歷史學」與「哲學」，嘗試用簡單的歸類及理論說明原因的根源。問題的根源觸及五蘊緣起「色、受、想、行、識」，佛教探道人類苦的根源及解決之道——大乘行者的悲願「菩提大道，琉璃同心圓」以智慧和慈悲積極入世。其中重要核心便是覺有情，眾生緣起平等，「素」無量心，是此書終極的章節，此書是一部「佛教導論」，發人深省。

　　閱讀此書，必需脫離凡俗認知，必需靜心。閱讀此書是有知識性，有哲學、宗教學融合省思，更需要是讀完之後的懺悔心，危機急迫感及奮起的行動力。推素、勸素直指問題核心，為地球物種環境發聲，為提升生命慧命一起努力。小兵立大功，由腸道菌叢的認知到人類危機的解決，推薦社會有識之士一起品讀共譜大地協和之曲。

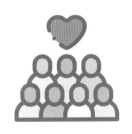

腸道腸識，「素」不宜遲

　　慈濟教育志業王本榮執行長在這災難偏多的時代送給讀者的推素大作──《腸樂我淨‧素無量心》，是一本深入淺出的科普教材，引導讀者從微生物、免疫、神經、營養及生態等科學專業角度切入，從中明瞭素食其實是「自利利他，自愛愛他」、「無緣大慈，同體大悲」的實踐。

　　書中提到素食對腸腦軸（gut-brain axis）的影響，這是近十幾年新開展的研究領域。腦部從早期的發育，到晚期神經退化及其他疾病，皆與「腸腦軸」的交互作用密切相關。影響腦部功能的腸腦軸系統，包含了與腸胃道相連的神經系統、內分泌系統及免疫系統等；甚至調節交感神經及副交感神經系統的下視丘、腦垂體、腎上腺皮質軸（Hypothalamus-

anterior Pituitary-Adrenal cortex axis, HPA axis）也
與腸腦軸息息相關。而 HPA 軸的失衡更導致失眠、
焦慮疾患、憂鬱症、創傷後壓力症候群等身心狀況。

　　此種種，其實都跟腸道微生物有關。腸道中的微生
物種類（腸道菌相）顯著影響著腸腦軸的正常運作，
而我們攝入的食物是素是葷，則左右著腸道菌相的好
壞，故一切源頭從口入，必須謹慎素食，才能確保身
心健康。

　　上人曾提點我們：「戒殺表達出了人心之愛，愛心
的誠意就是要行動，行動就是要戒殺，戒殺不吃動物
命，真正表達了完整無缺的愛。」因完整無缺的愛而
戒殺，其實背後有嚴謹的科學理論。一般讀者對於這
些專門的知識並不容易理解，但王執行長以其一貫幽
默流暢的筆觸，化繁為簡，說明大小乾坤之間的交互
作用，配上阿板可愛簡約的插圖，諄諄勸素的用心，
各年齡層、不同背景的讀者皆能領受，是一本絕佳的
推素科普之作。

推薦序⑧ —— 羅文瑞（慈濟科技大學校長）
大哉教育，素無量心

　　在佛教的因緣觀，世間一切事物都是相關聯，無一事物單獨存在。因此，任何在地球的生產與消費，都會對地球的資源產生影響。地球的資源不是取之不盡、用之不竭的，當耗盡地球資源，終將造成人類的滅絕。然而我們的政治制度與經濟模式的設計卻還是不斷地擴張人類的慾望，無限度地搾取地球的資源。所付出的代價是環境的崩壞，導致災難頻傳、瘟疫橫行、戰亂不斷、難民如潮與貧富不均，現今的地球已面目全非，不堪負荷。因此證嚴上人不斷教導我們在「壞劫」、「末法」時期要「大哉教育，轉識爲智」，需明大是非、養大慈悲、要大智慧、行大懺悔。

　　近年來，全球水災、旱災、火災及風災等氣候災難不斷；新冠病毒席捲全球，造成各國紛紛封城與

封國，全球經濟停滯與超過數百萬人死亡，至今仍未見緩和。在此大劫難與大瘟疫時代，證嚴上人教導我們，唯一的靈方妙藥就是「吃素、推素」。誠如此書中所述，惟有「對天地要感恩、對自然要敬畏、對生命要尊重」，才能度過大劫難。

　　「腸道」是人的第二個腦，腸道菌與人體身、心、靈的健康息息相關。王執行長以風趣幽默的筆法，從卡通動漫到電影角色、從黑道白道至佛道、從唐詩宋詞到靜思語、從生物演化學到醫學專業，從「常識、腸識」到「腸道」，配合阿板生動活潑的插畫，深入淺出地闡述飲食與腸道菌之間的恩怨情仇。讓一般男女老幼、平民百姓乃至達官貴人均能清楚易懂：唯有素食才能避免地球資源的耗竭與氣候災難的降臨，唯有素食才能維持個人身、心、靈的健康。

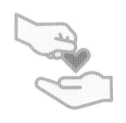

推薦序 ⑨ —— 何日生（哈佛大學文理學院 CAMLab 特聘學者、佛教慈濟慈善事業基金會副執行長、慈濟大學宗教與人文研究所副教授）
素食與人類文明

西元前六世紀，希臘哲學家畢達哥拉斯曾說，素食讓人類跟萬物連結。他主張動物與人一樣具備靈魂與倫理道德意識，吃動物的肉，也同時把動物面對死亡的恐懼與痛苦一起帶入人體，對人類心靈造成極大的傷害。這一如慈濟創辦人證嚴上人也曾言，我們吃動物的肉，也同時吃進了動物死前的恐懼。

Vegetarian 一詞，不是只吃蔬菜的意涵而已，拉丁文 vegetus ── 亦即「整體（whole）、出色（sound）、鮮活（fresh）和生機蓬勃（lively）」之意。

古印度 Ashima（不害）提倡素食，他們認為吃動物是玷污了身體與心靈，印度的貴族基本都是素食，

印度的賤民階級多爲葷食者。耆那敎、婆羅門敎、佛敎皆提倡素食。在西元前二世紀，佛敎鼎盛時期的印度孔雀王朝阿育王提倡素食，不准王宮煮葷食。

《舊約聖經・創世記》中記載上帝要人類素食。神說：「看哪，我將遍地上一切結種子的菜蔬和一切樹上所結有核的果子全賜給你們作食物。至於地上的走獸和空中的飛鳥，並各樣爬在地上有生命的物，我將青草賜給它們作食物，事就這樣成了。」聖經中記載，一直到大洪水之後，因爲農田在大洪水中毀棄，人類才開始變成雜食，卽葷食。

近代西方在十九世紀1820年代開始倡導素食，不殺動物，愛動物的信念。基督敎復臨安息日敎派也主張素食促進健康，實現耶穌的慈愛。

目前全球素食者人口印度佔第一，約40%；墨西哥第二，約20%；臺灣及巴西第三，約14%；澳洲、瑞士、加拿大、德國都在10%上下。美加地區的素食者70%皆爲婦女，中產階級最多，高經濟社會地

位者比較容易接受素食，低收入者多為葷食，一旦收入增加就買更多的肉品。

素食的原因，以健康為理由的居多。以食品的食用期而言，素食新鮮，葷食從屠宰、運送到販賣，通常需存放多日，因此葷食有大量的化學物與病菌。

40％的素食者是因為素食有助於健康，15％ 素食者是因為愛護動物，另外有將近 12％ 的素食者是受朋友影響而由葷轉素。以信念而素食者通常比較堅定，依健康而素食者偶而也會吃葷。提倡素食，人際互動是推動素食的關鍵，多數人素食是受家庭朋友的影響。少部分是因為相信動物權與人權是平等的。

美國學者湯姆・雷根（Tom Regan）即言，人與動物生而平等，無階級次序。普林斯頓著名的哲學家彼得・辛格（Peter Singer）在《動物的解放》一書中說明，人與動物平等的基礎是「皆有感受痛苦的能力」。有許多西方素食倡議者與哲學家深信食物與心

靈深刻關聯。你吃什麼，就成爲什麼（You are what you eat.）。吃進暴力，你也可能變得暴力。

　　王本榮醫師的腸道菌深刻說明了素食與身體、心靈的關係，是素食者的見證，是葷食者的借鏡。期望這本書的出版，對於人類長期的飲食習慣有眞正的省思，以期建立一個身、心、境都能平衡、健康；人與萬物皆能和合、清淨的永續環境。

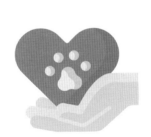

與萬物共生息

飲食不僅是生命所需，更是一種文化與品質。民以食爲天，我們時常因忙碌而快速塡飽腸胃，卻也時常忽略用享受的心情來溫柔對待身體，更是沒有意識地吃下有意識的生命，最後身體的反撲才讓我們正視面對自己平常的飲食選擇，得不償失。

與大自然和好，與身體同在，與萬物共生息，是這本書給我最大的啓示。

大地孕育滋養萬物衆生，在其生活中有著規律的步調，就如我們的五臟六腑，吸收了天地送來的糧食，並各司其職打造我們的身體。作者時不時帶我進入佛法世界了解人類與地球的關聯，在充滿好奇中，又穿越時空來到經典小說與電影的精華片段，再導入

吃素對地球生態的影響，勾起讀者想要一探究竟的心情。生動帶幽默的解釋，讓認識人體構造不再那麼單調無聊，更能從中認識到更專業的醫學知識，也不再那麼害怕這世界被我們創造出來的病毒，更能從容的去面對與細菌共生存。此外，還能理解一番身體與心理之間的連結，除了食物之外，還有一切發生來自所有的緣起，應該多多自我覺察與照顧，時時回歸內在與初心。

食物記憶刻在血液中，認眞傾聽身體給的訊息，做出最平衡的選擇，善的決定也能爲自然帶來永續的和諧之道。如果擔心無肉飲食沒營養，一定要好好拜讀這本，以小說形式又帶著詼諧形容所帶來的健康知識。

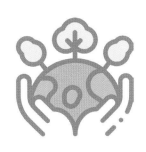

自序
素說心語・三德四從

這兩年，正值新冠病毒席捲世界，「疫」滿全球，微觀奈米級的病毒竟然能「寄生上流」，令自命「萬物之靈」的人類從封口、封城到封國的「完封」。這提醒人類必須明白自己的局限與脆弱，對生命要更尊重，對天地須更謙卑，對自然也應更敬畏。證嚴上人不斷教導我們要「大哉教育」、「轉識爲智」：「大時代需明大是非，大劫難需養大慈悲，大無明需要大智慧，大瘟疫需行大懺悔」。而「除疫」的「靈方妙藥」，「說一不二」就是「素」與「推素」。就容筆者先來「說三道四」。

說三	唯心「三德」大圓滿
	① 恩德——對天地要感恩
	② 敬德——對自然要敬畏
	③ 斷德——對生命要尊重

道 四	唯命「四從」大覺醒
	① 陽光從「天」而降
	② 生命從「地」湧出
	③ 健康從「腸」計議
	④ 平安從「素」招來

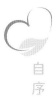

全球化（globalization）是以世界體系的出現為特徵的地緣歷史進程。自十九世紀工業革命以來，全球化建立在擴張型成長（extensive growth）模式的基礎上，大量揮霍地球可再生與不可再生資源。但這樣的全球化其實一點也不全球。許多地區及人民被排除在架構界定、目標設定，以及財富的分享之外。這個高度整合及高度排除的激烈過程，造成極端的二元世界，存在於全球所有的地理與國家地區尺度上。「富人逃稅，到處可逃；窮人逃命，無處可逃」的世界造成極大的緊張與裂痕、失序與混亂。人類社會正面臨新的文明挑戰。在二十一世紀的初期，如何建立一種更有效、更節約、更互利共享，以永續為導向的發展模式，可以說是前所未有的迫切。

推「書」難，推「素」更難，推「素書」尤其難上加難。筆者既非「才高八斗」的科學家，也非「正經八百」的教育家。本書盡量跳脫艱澀的學術論述，避免難懂的八股說教，以比較「跳 tone」、「另類」的寫法，邀請「斬妖除魔」的燕赤霞、「改邪歸正」的藏鏡人、「超凡入聖」的素還眞、「人曰瘦哉」的李清照與「佛心柔腸」的常不輕菩薩來「現身說法」，試圖深入淺出的讓讀者增加一點「腸識」，並解答一些「素問」。同時，在第三篇邀請阿板師姐以說「畫」的方式來傳達上人的說「法」。「每一個人都想改變世界，但很少人願意改變自己」，是「節能減碳」的最大罩門。本書虔誠期待「素」昧平生的「不素」之客，也能開始「素一素」，把「腸識」變爲「常識」，從「嘗試」到「常素」，進而「長素」，長養「素無量心」，爲自己的身心健康，也爲地球的環境保護盡一分責任與心力。

　　最後，感恩證嚴上人的教誨與指導，學者專家的賜序與推薦，慈濟醫療志業林俊龍執行長與李彝邦醫師提供寶貴的資料，也感恩教育志業執辦同仁協助撰打校對，讓這本素書能在三個月內快「素」出爐。

第 一 篇

腸樂我淨・常樂我淨

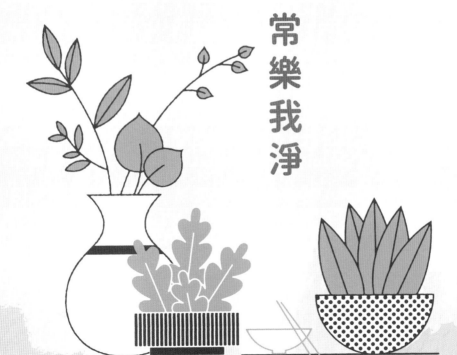

道可道，非「腸道」

電影《倩女幽魂》中，午馬所飾演的道士燕赤霞是一位正氣凜然、嫉惡如仇、性格怪異，能降魔伏妖的俠義之士。其吟唱的「道道道道道道道道；道可道，非常道；天道地道人道劍道，黑道白道黃道赤道；呸呸呸呸呸呸呸呸，胡說八道」，道盡了人間的「難道」。老子認為「道法自然」，「道常無名，天下莫能臣也」，「道常無為而無不為」，「孔德之容，唯道是從，道之為物，惟恍惟惚」。真正的道難以言說，既是不可理喻，更是不可思議。

王羲之飄逸超俗的行書〈蘭亭集序〉，有一段點出了自然之道的無窮奧秘：「是日也，天朗氣清，惠風和暢，仰觀宇宙之大，俯察品類之盛。」生命是最奇妙的自然現象，在太陽無偏私的普照、大地無怨悔的承載、河海無差別的孕育之下，生生不息，新新生

滅，美麗的地球展演無盡的精彩，是所有生命的共同原鄉。地球的生態圈中，植物能利用太陽生產食物，是唯一的「生產者」。在食物鏈中，食用植物或有機物的動物稱為「第一級消費者」，掠食第一級消費者的動物稱為「第二級消費者」。而當這些生物死亡後，細菌等微生物就會扮演分解者，成為「第三級消費者」。人類兼具第一及第二級消費者的雙重角色，若沒有從食物獲得所需要的養分與能量，就無法存活。消化道無疑就是我們的「生命之道」。

「人如其食」（We are what we eat.），我們每天攝取的食物會建構身體，推動新陳代謝的運作。從發育生物學的角度，我們的身體就像一根管子貫穿一顆中空的球，中間貫穿的管子是胚胎中最內部的「內胚層」（endoderm），形成口腔與肛門除外的消化道，管子兩頭的洞就是嘴巴與肛門。而食物進入這條位於人體正中央的「中道」，從口腔進入，經過食道、胃、小腸、大腸、直腸，蜿蜒盤結近九公尺的消化道，最後由肛門出口。而球外圍是胚胎最外部的外

胚層（ectoderm），會形成表皮與神經系統。中胚層（mesoderm）是胚胎中位於內外胚層之間的胚層，會形成骨骼、肌肉、心臟血管。若消化道「中道崩殂」，則身體小宇宙隨之內外崩壞，永劫難復。

　　食物在口腔被牙齒強力咀嚼研磨而失去原來形狀，就稱爲「消化物」。消化物會經由吞嚥進入食道，再送到胃進行磨碎，然後再送至小腸。小腸內的膽汁以及消化酵素會將食物分解爲蛋白質、脂質、醣類、維生素、礦物質等營養素，再經由腸管吸收進體內，溶入血液之中。還有少數未吸收的消化物送到大腸，吸收大部份的水分。最後形成的糞便從肛門排出體外，完成食物在人體的最終旅程，這是我們對消化系統功能的傳統認知。

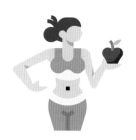

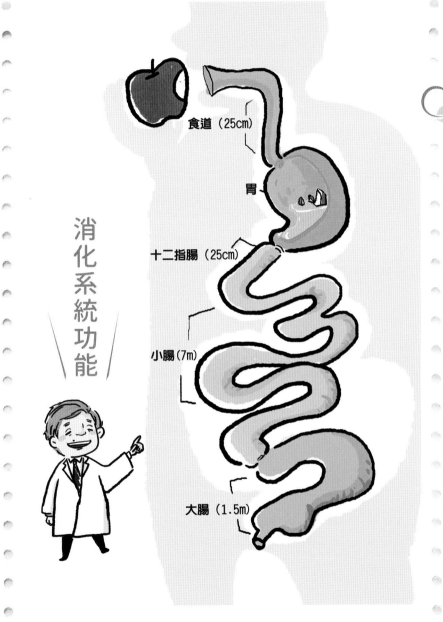

食道（25cm）

胃

十二指腸（25cm）

小腸（7m）

大腸（1.5m）

消化系統功能

以往我們對於腸腦交互作用的認識，都只是大腦邊緣系統的情緒資訊會透過自律神經來調控腸道的蠕動、腺體的分泌。喜怒哀樂的情緒不止反映於臉部的表情，也在腸胃的同步或相反作用上。而直至近年，腸道菌的研究橫空出世、隆重登場，才讓我們驚覺腸道比過去所認知的功能更精密、更複雜且更強大，幾乎與大腦並駕齊驅。數百兆腸道菌叢大軍居住在腸道與神經系統的接合部，不斷地透過各種訊息，包括神經傳導物質、荷爾蒙和飲食的代謝物，合縱連橫，遠交近攻，串聯起我們的健康與飲食的關係，也串聯我們的感覺、情緒與食物消化的關係。這種肉眼看不見的腸道菌應用「微生物語」（microbe-speak）的複雜生物語言，來廣泛持續地進行腸－腦－菌的對話與互動。

　　而微生物是在漫長的生命長河中，透過物競天擇、自然選擇的嘗試與錯誤，溝通的能力愈趨完善。它們製造出發送訊息的傳遞分子，以及專門負責解碼的受體分子，發展出彼此間及與細胞間的溝通語言。腸道是我們身體最大的感覺器官，攤開來足有一座網球場

大，布滿數以百萬計的感測器，可將食物大量的資訊一一編碼。腸道擁有上億個神經細胞所建構自己的神經系統（enteric nervous system, ENS），如此便如同「第二個腦」，會與「第一個腦」的中樞神經系統（central nervous system, CNS）共同主導我們的生命與生活。

腸道同時也是人體最大的「血清素」（serotonin）儲存庫，身體95%的血清素皆儲存於此，在腸腦軸線中扮演重要角色。腸道內亦布滿大量的內分泌細胞，這些特化的細胞能分泌二十種不同的荷爾蒙到血液中，集結起來就是人體最大的內分泌系統。人體70%的免疫細胞聚集於腸道壁，能辨識及摧毀進入腸道的入侵菌種。腸道果然是「非常道」，它不僅是生命大道（消化、吸收）、「保命大道」（免疫、黏液），也是慧命大道（神經、內分泌）；同時職司身體小宇宙的內政、外交、國防、交通、教育、衛生、能源及環保的各項內閣功能，還能溝通統合，這關係如同行政院副院長是「第二個腦」，直接向閣揆「第一個腦」的大腦負責。

❷「道」通天地有形外，亦在質能變換間

　　建構生命體的分子中，有些擁有極具秩序的構造。最典型的例子是能建構根身的蛋白質及帶有生命遺傳資訊的去氧核醣核酸（DNA）。合成 DNA 必須正確地將更簡單構造的材料分子，如氮、二氧化碳、醣類、磷酸、鹼基等組編才有可能。而這個過程違反了「熱力學第二定律」，時間之箭是由低熵（亂度）指向高熵，由秩序走向無序。而比利時科學家普里高津（Prigogine）創造了「耗散結構理論」（Dissipative structure theory），認為系統要從無序混亂逆轉為有序規律，必須打破原有的孤立系統，並從外界不斷注入新能量，及系統本身要創造新資訊。就像生命即是一種開放系統，能不斷從外在環境吸收能量和物質，經消化後會產生熱能與熱量。

組成太陽最主要的元素是氫和氦，質量分別佔74.9％及23.8％。在超高溫及超高壓的太陽中心部分，四個氫原子核能透過「量子效應」融合成一個氦原子核，而散失0.7％的質量。就如同「核分裂」一樣，「核融合」也會散失少量的質量，透過 $E = mc^2$ 轉換爲巨大能量。而這些能量通過輻射層和對流層傳出去，抵達光球層，然後輻射開來。而太陽每秒消耗約四十二億公斤的質量所產生源源不絕的光熱和能量，溫潤恩澤了地球所有的生物。灑落在地球的太陽光，每秒每一平方公尺約有1.37千瓦（Kw），包括無盡量約 10^{21} 個光子（photon）與六百兆個微中子（neutrino）。沒有陽光，地球便沒有能量，更無法演化出內部高度秩序的生命。本書序的第一「從」就是陽光從「天」而降。

在無邊無際的宇宙中之無數無量的星球中，有顆披著藍色的紗籠，孕育著無數的生靈，環繞著太陽不斷轉動的星球。而這顆如今充滿生命活力，也是我們唯一賴以生存的「地球」，是經過四十六億年來

長年累月塑造而成。它也是太陽系中唯一營造出的生態系統，使得無數的生物得以棲息演化、生存繁衍的行星。

　　近代演化學家結合了以傳統解剖學特徵與化石比較爲依據的「系統樹」，與以現代遺傳基因分析技術所描繪出的「分子系統樹」，把演化生物學建構成可測試的完備科學。基因科學不但支持達爾文（Darwin）的「演化論」，也可推斷出現存生物之「類演關係」，推演物種分化與形成的多樣途徑，並可佐證宏觀層級的演化表親關係。「演化論」的軸心論點是一切生物藉由「物競天擇」與「自然淘汰」之法則，由無機物逐漸演變爲有機物，再演變爲單細胞生物，並逐漸形成多細胞生物。在漫長的生命演化長河裡，由於環境、天候及細胞本身之因素，使細胞在「用進廢退」的情況下，造就了地球如此多樣性的生物環境與物種品類。本書序的第二「從」是生命從「地」湧出。而這個「地」指的是地球。

假如說太陽提供了生命形成及生存的機會,「光合作用」(Photosynthesis)便是地球所有生命形成與生存的關鍵程序。在地球生命發展的某一時期,綠色植物便演化出一種吸收碳的特別機制,也就是利用陽光提供的能量,將大氣中的二氧化碳轉化爲有機碳,成爲自體的一部分。在這個程序中,植物細胞內富含許多葉綠素(chlorophyll)的葉綠體(chloroplast),在陽光作用下,將經由氣孔進入葉內的二氧化碳和由根部吸收的水,轉變爲醣類的基本單位「葡萄糖」,同時釋放氧氣,開啓了「生命之窗」。

植物有了成長條件,便演化出以植物爲食物的動物和以動物爲食物的動物,再搭配上土壤各種微生物所扮演「分解者」的角色,將死亡的動植物分解,讓碳重回自然界的大氣中,構成了完整的「生態系統」(ecosystem)。以能量的觀點,綠色植物透過光合作用,將太陽能轉化爲植物體內的化學能。人類的生命繫於呼吸之間,而利用氧氣從各種營養素有效獲得能量的機制則稱爲「呼吸代謝」。

人類的三大營養素包括醣類、蛋白質及脂類。醣類被消化後會變成葡萄糖等單醣類及麥芽糖、乳糖等雙醣化合物，蛋白質會分解為胺基酸，脂類則分解為脂肪酸、單酸甘油脂、甘油等。接著這些物質經由血液被運送及分配到全身各處組織後，就成為細胞的建築材料和能量來源。醣類分解為葡萄糖後，會被人體吸收，從六個碳原子轉換為三個碳原子的丙酮酸，接著丙酮酸會和乙醯基和輔酶 A 結合，形成乙醯輔酶 A，這種物質是掌握所有營養素最終命運的關鍵。除了醣類外，蛋白質與脂質也能在分解過程中產生乙醯輔酶 A。

　　製造出來的乙醯輔酶 A 會進入亦稱為檸檬酸循環的三羧酸（TCA）循環，不斷重複循環而慢慢氧化，產生二氧化碳。這個氧化會換來「巨大的還原能力」，也即是許多電子。這些電子進入「電子傳遞鏈」的過程，會一棒一棒的傳遞下去。由呼吸而來的氧在電子傳遞鏈的過程接受電子進行「氧化磷酸化」，最後被分解為二氧化碳與水，並以超高效率產出利用於生

命活動的能量代幣三磷酸腺苷（ATP）。一克分子葡萄糖在完全氧化情況下，經糖解途徑產生二克分子ATP。在 TCA 循環中產生二克分子 ATP。經電子傳遞鏈氧化磷酸化產生三十四克分子 ATP。共生成三十八克分子 ATP。而厭氧菌由一個葡萄醣分子只能產生二個 ATP。可見生物體能有如此高的能量轉換率，氧在其中的作用有多麼重要。

而蛋白質分解成胺基酸，會進入丙酮酸、乙醯輔酶A 或 TCA 循環的任一階段進行代謝。脂質則會先分解成甘油和脂肪酸，再進入人體吸收。其中甘油在大部分人體化學反應中會被歸類爲醇類化合物，此時會被人體視爲含三個碳原子的醣類，而被送到葡萄糖的分解過程。脂肪酸則會不斷重複一種「β 氧化」的反應，每次反應都會分解出二個碳原子，最後形成乙醯輔酶 A。下頁的圖顯示主要營養素的質能轉換途徑。

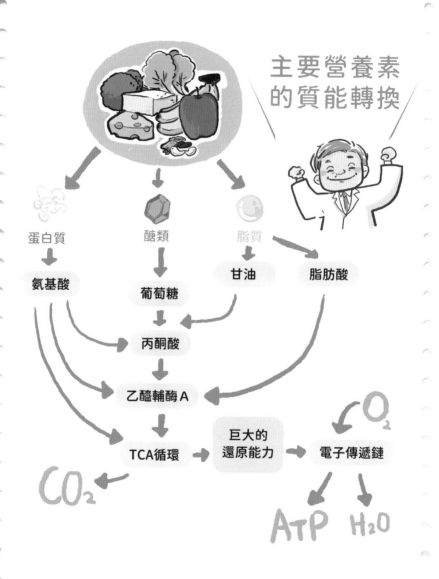

主要營養素
的質能轉換

蛋白質　　　醣類　　　脂質

氨基酸　　　葡萄糖　　　甘油　　　脂肪酸

丙酮酸

乙醯輔酶A

TCA循環　　巨大的還原能力　→　電子傳遞鏈　O_2

CO_2

ATP　H_2O

所謂的能量就是「讓事物發生變化的力量」。人類的身體需要源源不絕的燃燒能量，才能供應每一個生命現象所需的熱能。在人體當中，無論是肌肉收縮的機械性運動及工作，小分子合成大分子合成代謝的化學性工作，細胞膜主動運輸的運輸工作，都需要 ATP。大腦重量僅佔體重2%，卻需耗費人體能量20% 以上。而位於細胞質的粒腺體（mitochondria）是我們身體產生 ATP 的地方，可以說是生命的發電廠。消化道不但是「非常道」，更是「道通天地有形外，亦在質能變換間」。

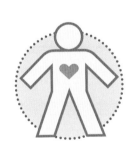

③ 我們是「藏菌人」也是「腸菌人」

「轟動武林，驚動萬教」是布袋戲《雲州大儒俠》反派大魔頭藏鏡人出場臺詞。藏鏡人曾在江湖上取得一面魔鏡，故可以「隱身令天下，現身戮萬軍」，扮演著幕後隱武者的角色。我們身體上所有細胞，有超過九成是細菌，口腔大約有一百億個細菌，皮膚上大約有一兆個細菌，腸道裡的細菌量更是高達六百兆，是身體細胞總數的十倍，其重量可達1.5公斤，比大腦還重。更難想像的是由一千種不同細菌構成的腸道菌叢擁有超過七百萬個基因，與人類約二萬一千個基因相比，大概是350倍。這意謂著，無論是人類細胞與微生物細胞所共構的「全細胞體」，還是由人類基因與微生物基因所共構的「全基因體」（hologenome），我們人類都是少數民族。如果說我們是「藏菌人」或是「腸菌人」，皆相當吻合事實。

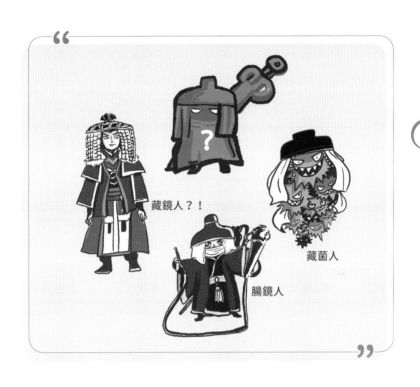

藏鏡人？！

藏菌人

腸鏡人

　　雖然在十五世紀，佛拉卡斯托羅（Fracastoro）就提出傳染病是由我們肉眼看不見的傳染病源引起之假說。但直至十七世紀，雷文霍克（Leeuwenhoek）才真正地從顯微鏡看到細菌。細菌是在微米（micrometer, μm，百萬分之一公尺）的世界，植物細胞大約在三十至一百微米，人類細胞大約是十微米，而細菌細胞最小，大多是在一微米左右。細菌就

像「藏鏡人」，隱身不見眞身。地球大約在四十六億年前誕生，而細菌是地球最古老的生物，三十五億年前的化石已可看到細菌的芳蹤。細菌是「貨眞價實」的生物，不但具有遺傳基因，而且還能自我複製。

在人類的歷史上，細菌奪走無數人的生命，人們總是談菌色變。痲瘋、傷寒、黑死病、霍亂、梅毒、肺結核、沙眼、斑疹傷寒、退伍軍人症、中毒性休克症候群、敗血症等，眞是族繁不及備載，直至抗生素發明才能有效治療這些病症。因此人類不分靑紅皂白把細菌視爲魔鬼，抗生素及抗菌劑就像奇幻動畫片《鬼滅之刃》的鬼殺隊，但「道高一尺，魔高一丈」，全面獵殺反而會激發出「超級魔鬼」。過去一世紀以來，醫界過度使用抗生素，加上病患對抗生素的認知不正確，使得一些細菌開始產生抗藥性。更有些種類的細菌已能頑強對抗目前所有的抗生素，這種「超級細菌」所向披靡，不留活口。細菌抗藥性的氾濫，特別在國際間交通便捷、抗藥性基因隨處傳播的情況，造成現代醫療很大的危機。

最早在細胞出現後的一億年，環境中出現少許的氧氣及二氧化碳，能提供營養物質的製造，原核生物如高溫菌、藍綠菌於焉誕生。隨著光合作用細菌的逐漸增加，並且更有效率地運作，大氣中開始有更多氧氣，製造葡萄糖的細菌也由厭氧反應演化成好氧反應，而能產生較大能量。這種具呼吸作用的細胞開始出現在二十七億年前，此時大氣含氧水平大約只有0.1%，到了二十億年前增至3%，而直至五億年前才達到當今的20%水平。

在生態系中，確保太陽能轉換能量的是細菌，若是生態系統沒有細菌作用，全球生命都會滅絕。細菌在生態系統中，也扮演「分解者」的角色，土壤菌分解的結果，可讓動植物的殘骸完全分解為二氧化碳、水與氨，不會留下垃圾。要是沒有這些細菌的話，生物屍體便會堆積如山，微生物可說是自然界的清道夫。在地球上出現動物及植物之前，細菌已演化出所有維生所需的基本化學系統。它們能夠轉化地球大地中的物質，轉換太陽的能量，發展出一套生物電力

系統，發明有性生殖及如何四處移動的方法，完成精巧的基因複製機器，並學會彼此聚集發展成更高等的群聚。對於這樣有堅韌生命力的遠房祖先，我們只能肅然起敬。

　　約在二十億年前，生命從原核生物演化成在細胞核內裝置有遺傳訊息的眞核生物，包括單細胞原生動物、眞菌、藻類、植物與動物等。其細胞具有相同的特性，將大部分的 DNA 包容在細胞核內。而細胞質內具有由類似細胞膜結構薄膜所圍成的胞器（organelle），包括粒腺體、核醣體、內質網、高爾基體、溶酶體，職司不同的功能，使細胞本身具有生命，也有基本意識。生物學家馬古利斯（Margulis）認爲有一些原核細菌自行嵌入眞核細胞的細胞質成爲胞器，例如植物的葉綠體、動物的粒腺體。細胞獲得能量的供應，原核細菌則獲得宿主的保護，能保有自己的遺傳物質並能進行獨立的分裂增殖。這是演化史詩中「互惠雙贏」、「一國兩制」、「和解共生」

（symbiosis）的最佳典範。誰說外來移民不能有所貢獻？又何苦要築起高牆呢？

　　細菌是地球早期的原住民，人類是很後期才來的新住民，卻喧賓奪主地成爲地球的主宰。而細菌其實是無所不在、默默推動地球運作的幕後英雄。不管在岩礦、滾泉、森林、土壤、死海、沙漠、火山、動植物上都有細菌存在，生生不息，新新生滅，生命與適應能力之強令人歎爲觀止。其實只有少數細菌是「致病菌」（pathobiont），大部分細菌卻都是默默協助我們的好朋友，很多食物飲料、生技材料、環境清潔都得仰賴細菌。我們腸道的數百兆細菌大軍「腸道菌叢」（microbiota）及菌群大量基因所產生的訊息傳遞分子「腸道菌相」（microbiome），可以調解我們的飲食攝取、體重、新陳代謝、免疫系統、大腦的情緒、發育及健康。本書序的第三「從」是健康必須從「腸」計議。

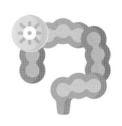

④ 腸道社會：
有菌的地方就有江湖

　　從社會學的角度觀之，每個人基本上都是一個「超級生物體」，也就是一個由上千種單一生物體所構建的群體。這些單一生物體各自有其個體性，也各有其所好及所求，不斷地彼此交流或互相箝制，進而成就一個看似完整且多數時候維持穩定運作的大整體社會。單是人類的腸道就蓄養數百兆微生物大軍，大多數的腸道菌不僅無害，還有益於我們的身心健康。這些共生體（symbiont）從宿主身上獲得源源不絕的營養供應、適中的溫度環境，並以協助保持宿主腸道平衡、防禦入侵者做為回饋。但也有「致病菌」（pathobiont）的潛在壞菌會在體內興風作浪。飲食、抗生素及重大壓力都可能使原先的共生體，化友為敵變成致病菌。

母親的子宮就如同是真空管、無塵室，胎兒在子宮內是屬於無菌的狀態。新生兒會從母親產道獲得乳酸桿菌屬（*Lactobacillus*）以及比菲德氏菌（*Bifidobacterium*），協助分解牛奶中人類無法分解的物質以利營養的吸收。在懷孕過程的母親若承受持續過高的壓力，或有抗生素的使用、不健康的飲食習慣，會改變母親的產道微生物叢，如乳酸桿菌的減少，進而干擾嬰兒腸道菌的正常設定，可能會為未來腸腦相關疾病埋下禍根。剖腹產的新生兒比菲德氏菌與脆弱擬桿菌的厭氧菌減少，困難腸梭菌（*clostridium difficile*）及大腸桿菌的壞菌增加，如此菌相會影響腸道免疫的發展。喝母乳的嬰兒，腸道菌會以雙叉桿菌屬為優勢菌。而喝配方奶的嬰兒，腸道菌的種類就會有許多梭桿菌、腸桿菌、葡萄球菌、鏈球菌等壞菌。

　　從人的出生到往生，腸道菌就歷經持續不斷地盤爭奪戰的動態變化，可以說腸內滿是江湖。到了青春期

與成人時期，腸道菌相會相對穩定。相較於胃部只有稀疏的寄生群落，一路行經十二指腸、空腸及迴腸的小腸，每往前推進一公分，微生物密度會隨之增加，此時每毫升的內容物有高達數十億微生物活躍其中，並獲得宿主供養。細菌能處理人體酵素無法再行分裂的物質，並製造對人體有益之養分及維生素，互利共生。小腸能從未完全消化的食糜中吸收具有營養價值的物質，為了增加物質交換的面積，腸道表面布滿稱為絨毛的凸起，攤開來如一個網球場的大小，約等於人體皮膚總面積的一百倍。而腸道內壁細胞更新飛快，平均每一天半就會完全翻新。

到達大腸後，腸道內容物流速會趨緩，細菌的密度則會再攀升，大腸是世界上細菌最密集的地方，種類超過一千種，其中厚壁菌門（*Firmicutes*）約佔60至70%，擬桿菌門（*Bacteroidetes*）約佔20至30%，這兩大類細菌及它們各式變異株主宰了整個腸道。而比菲德氏菌所屬的放射菌門（*Actinobacteria*）只佔了少於10%，大腸桿菌（*Escherichia Coli*）所屬

的變形菌門（*Proteobacteria*）更只佔所有菌量的不到1%。大腸在消化道中扮演類似回收站的角色，寄生在此處的細菌會大舉向那些無法被消化的剩餘物進攻，蠶食鯨吞。細菌攝取的植物纖維素愈多，大腸內的細菌種類會更多樣。最後剩下來的廢物，如不易消化的纖維質、壞死的大腸細胞、細菌屍體全部都會經由直腸和肛門離開消化道。

　　人類的腸道江湖中屬於名門正派的好菌（益菌、共生菌）約佔20%，邪門黑道的壞菌（害菌、致病菌）只約佔10%，而屬於騎牆西瓜派的中性菌（伺機菌、條件致病菌）佔了七成之多（請見下頁的圖）。中間菌平時不好不壞，但會伺機變好變壞，端看黑白消長向大邊靠攏。而好菌的陣容包括（1）**乳酸桿菌**，如嗜酸乳酸桿菌（A菌）、乾酪乳酸桿菌（C菌）、鼠李糖乳酸桿菌（LGG）、代田菌等；（2）**雙歧桿菌**，如雙叉雙歧桿菌（B菌，比菲德氏菌）、長雙歧桿菌（龍根菌）、乳酸雙歧桿菌（雷特氏B菌）等；（3）**布拉氏酵母菌**；（4）**乳酸腸桿菌**等。而壞菌的卡司有困難梭狀芽孢

桿菌、產氣梭狀芽孢桿菌、金黃葡萄球菌、病原性大腸桿菌、綠膿桿菌、沙門氏桿菌、志賀氏桿菌、霍亂桿菌等。而中性菌的榜上有非病原性大腸菌、糞鏈球菌、脆弱類桿菌、酵母菌、厭氧性鏈球菌、黴菌等。

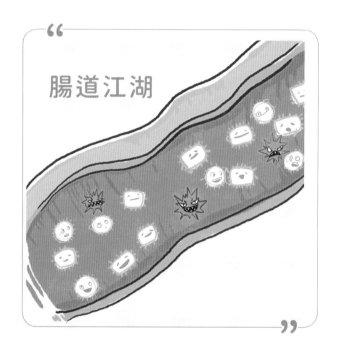

腸道菌叢有千百種，可說繁花似錦，花團錦簇。一旦腸道菌群的生態失衡（dysbiosis），會引起種種疾病的發生。若大量的脂肪、蛋白質未經消化分解

而進入大腸中，大腸中嗜吃脂肪的革蘭氏陰性菌就會大量增加，產生許多脂多醣（Lipopolysaccharide, LPS）進入血液中，因此活化細胞間素（cytokine）引發慢性發炎，甚至擴及全身產生「代謝性內毒素症」（metabolic endotoxemia）。若腸內的阿克曼氏菌（*Akkermansia muciniphila*）大量流失，使腸壁黏液層厚度受到影響，進而無法阻止脂多醣進入體內，就會誘發脂肪細胞的發炎反應，進而造成肥胖及第二型糖尿病。

如果攝取高纖維食物，這些不易消化的纖維素進入體內，不僅能吸附排除腸道中的毒素，還能促使能分解膳食纖維的好菌如多形類桿菌或普雷沃氏菌（*Prevotella*）增加，產生大量的「短鏈脂肪酸」（short chain fatty acid, SCFA），使腸道保持弱酸性，抑制細菌成長。這些短鏈脂肪酸也可被腸道細胞吸收作為能量，並能開啟調解免疫 T 細胞的鑰匙，促進免疫功能，並抑制發炎反應。巴金森氏症患者的腸道菌叢中，普雷沃氏菌會減少至比正常人還低的菌量。

人體最複雜的菌相，莫過腸道菌相。腸道幾乎是一個自主運作的消化器官，而一舉一動全部仰賴滿布神經的肌肉層，因此腸道可以稱為「腹腦」或「第二個腦」。腸道可以透過神經的傳導路徑以及傳導物質和掌管思想的大腦溝通聯繫，構成腸腦菌軸（Gut-brain-microbiome axis），調控神經傳導、內分泌、消化、代謝及免疫作用，最近的研究也都證實腸道菌軸與全身之各種生理及疾病都可能有關係。包括（1）**腸胃道：**抗生素腹瀉、旅行者腹瀉、炎症腸疾、腸躁症、腸漏症、腸癌等；（2）**肝膽：**肝炎、酒精性肝病、肝硬化、膽結石等；（3）**新陳代謝：**肥胖、糖尿病、代謝症候群等；（4）**過敏免疫：**自體免疫疾病、氣喘、類風溼關節炎等；（5）**心血管：**冠心病、高血壓、動脈硬化等；（6）**皮膚：**濕疹、異位性皮膚炎等；（7）**泌尿生殖：**泌尿生殖道炎、乳癌等；（8）**神經精神：**憂鬱症、焦慮症、失智症、自閉症、思覺失調症、巴金森氏症、厭食症、多發性硬化症等。

　　「菌在江湖，身不由己」，在「腸道江湖」中，龍蛇雜陳、黑白無常、善惡拔河、好壞交戰，更有許多左右游離的中間投機分子。微不足道的微生物是生命不可或缺的關鍵因素，長久以來我們對於微生物的認知錯得離譜。只因在許多的好菌中潛伏了一些害群之馬的病原菌，我們就「殺無赦」，不分青紅皂白的以抗生素大舉撲殺，最近愈來愈多的研究證明這簡直是瘋狂的行為。腸道從以往被認為只職司身體消化吸收功能的「一個人武林」，到現在認知亦是包含六百兆腸道菌及七百萬腸道菌基因的「腸道菌江湖」。「一肚子的細菌」竟然引出「一肚子的學問」，我們如何善用「滿腹經綸」來善轉「滿腹菌輪」，與腸菌共生息，讓身心更輕安，且讓我們看下去。

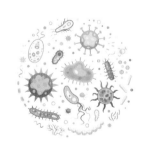

⑤ 腸腦菌軸：負陰而抱陽，沖氣以爲和

　　微生物生態學的學者雷爾曼（Relman）曾說：「人體的微生物是人之所以爲人的基本條件。」近來的研究也讓我們愈來愈清楚，大腦、腸道、腸道菌叢（microbiota），以及由菌群大量基因所組成的腸道菌相（microbiome），無時無刻都不在密切交流溝通，建構成腸腦菌軸（gut-brain-microbiome axis）。腸道菌叢除了在協助我們消化吸收大部分的食物有不可磨滅的功勞外，腸道菌對大腦食慾控制系統與情緒運作系統，包括我們的思想、行爲、生理、心理、攝取的食物與藥物，及社會環境都有廣泛的相互影響。我們的祖先從生活經驗所孕育的人生智慧就很令人讚嘆，古代詩詞「柔腸一寸愁千縷」、「夕陽西下，斷腸人在天涯」、「酒入愁腸，化作相思淚」，都很傳神地詮釋腸腦剪不斷，理還亂的關係。我聽鄧麗

君唱「想你想斷腸」，也會滿腹辛酸。「飲食男女，人之大欲」，我們若不節制飲食就會「腦滿腸肥」。

我們的腸道菌此刻正在與腸道、腸神經系統、內分泌系統、免疫系統及大腦持續進行溝通對話。腸腦的上下合縱是兵分多路，使用傳輸的模式也各有不同，包括分子以發炎訊息的形式，如荷爾蒙一樣利用血液，或以神經訊息的形式傳達。彼此間更有大量的交叉對話，腸腦的互相監聽，密切交流，可以說是你儂我儂，忒煞情多。

腸道是擁有最大面積的巨型感覺器官，布滿數百萬的感測器，以訊息傳遞分子的形式，將食物中的大量資訊編碼。而神經元本身位於腸壁中，不會直接接觸食物，依賴的是真正接觸腸道內部，感測該處活動的腸壁特化細胞，尤其是各種內分泌細胞，再中介轉發訊息給附近的神經元，特別是迷走神經（vagus nerve）。至今我們已能辨識出大量不同的感官神經元，各專職於某特定的腸道感覺，並且回應腸道內分

泌所釋出的特定分子，這些神經會各自發送訊息給腸神經系統或大腦。

　　腸道的內分泌細胞龐大且豐富，在傳送訊息給神經系統扮演極為重要的角色。內分泌細胞遍布腸胃道，從胃到大腸末端，重兵集結，可說是我們身體最大的內分泌器官。空腹時，腸胃的內分泌細胞會製造「飢餓素」（ghrelin）的荷爾蒙，流經血液或藉由迷走神經傳送訊息給腦部下視丘外側的「飢餓中心」（hunger center），激起進食的慾望。當吃飽時，細胞也會釋出膽囊收縮素（cholecystokinin）等荷爾蒙，傳輸給下視丘內側的「滿腹中心」（satiety center），停止進食。迷走神經在傳遞腸道知覺給大腦中扮演舉足輕重的角色，是我們內臟器官最重要的調解器。雖然是上下交流通道，但90%的流量是由腸道通往下視丘與大腦邊緣系統等大腦區域。影響所及包括食慾、疼痛、心情、甚至認知功能。

　　腸神經系統需要收集來自腸道的重要資訊，才能

做好回應將食物進行最妥善的消化，並且在需要時，藉由嘔吐或腹瀉，自消化道兩端排出內容物來清除毒素。當吃進豐盛的高脂食品，就會減緩胃部的排空與腸道推進的速度。若是低熱量的食品，就會加速胃部排空以運送足夠的熱量供身體吸收。當有害物質侵入，就會刺激分泌水分，改變蠕動方向來促進胃部排空，並加速食物在腸道推進以排泄出致病物。而大腦是站在中央政府，頭頂上司的高度，全面掌握整體的身心健康，因此必須監控來自腸道的不同情資，並整合身體其他的感覺資訊，以及考量外部環境變動，建立起整體的「內在體感資訊」（interceptive information），以維持身體系統的平衡與順利運作機制。

在芸芸眾多的「神經傳導物質」(neurotransmitters)中，三種單胺類（monoamine）的物質，多巴胺（dopamine）、血清素（serotonin）及正腎上腺素（norepinephrine）對情緒及精神狀態影響最大。多巴胺太多會引起思覺失調症、妥瑞氏症、強迫症及躁

症，不足則會導致巴金森病、憂鬱症及僵直症。多巴胺的大腦獎勵系統（rewarding system）與食慾調解網路關係密切，許多腸道荷爾蒙與訊息傳遞分子都會影響此系統的活躍程度。如同毒品成癮一樣，特定的食物，尤其是滋味強烈、富含脂肪與糖分的高熱量食物，在動物與人類身上都會引起食物成癮（food addiction）的行為。獎勵系統無所節制的運作會進一步造成腸胃功能受損。渴望食物時出現的壓力反應，也會引起腸漏的惡化。

現代人每天生活在壓力之中，當大腦對壓力反應過度，就會引發激烈的腸道反應。而下視丘分泌的關鍵壓力荷爾蒙「促腎上腺皮質激素」（corticotrophin-releasing factor, CRF），就會像一個總開關，把身心轉換成壓力回應模式。CRF 會促進腎上腺分泌皮質醇（cortisol）及正腎上腺素（norepinephrine）等壓力荷爾蒙，激發壓力型腸道反應，影響腸道菌叢的組成與活動。許多腹痛、腸躁症、功能性心灼熱、消化不良與週期性嘔吐都是壓力導致的腸腦相關疾病。由大

腦產生的情緒與壓力，會影響腸道與腸道菌產生的訊息，而這些訊息會再回傳大腦，強化及延長大腦的情緒狀態，造成「情何以堪」的惡性循環。

血清素這種神經傳導物質在腸腦菌軸中扮演穿針引線的角色，身體內95%的血清素都儲藏於腸道。腸道內容物滑過腸胃道時，會摩擦「腸嗜鉻細胞」（enterochromaffin cells），產生細微機械性剪力，促進血清素分泌，活化迷走神經的感覺神經末梢，觸發蠕動反射，協助消化過程正常運作；也可偵測腸道菌代謝物，影響睡眠、食慾、疼痛敏感度、心情和整體身心健康。憂鬱症與焦慮症盛行率大幅增加，也被認為與社會壓力及現代飲食造成腸道菌叢的變化有關。因此，能加強血清素傳遞系統的血清素再吸收抑制劑（serotonin reuptake inhibitors），如百憂解（Prozac）和克憂果（Paxil）就成為抗憂鬱劑的主流用藥。

腸道的免疫細胞也是身體免疫系統的主力，居住在腸道壁的免疫細胞比血液及骨髓中更多。民以食

為天，腸胃道是接觸到我們攝取食物中可能致命微生物的第一道防線。腸道的免疫防禦系統必須有能力辨別並摧毀進入消化道的危險入侵菌種。而第一線警戒系統是分泌干擾素（interferon）的「樹狀細胞」（dendritic cells），分布在腸道內壁、臟器及組織中。它們有「觸角」能伸進腸道內部與細菌叢溝通，細胞上有如天線般的「類鐸受體」（Toll-like receptors, TLR），能偵測入侵者，並能分辨 DNA、RNA、細菌或病毒。免疫細胞所釋出「細胞間素」（cytokines）可能會引起腸道發炎，也可跨越腸壁、進入體循環並傳送至大腦，讓我們精神變差、感到憂鬱、增加疲勞感與疼痛敏感度。腸道扮演國安單位的角色，直接向最高領導的大腦負責。

「陰陽學說」是中國哲學重要的核心概念。陰與陽不是簡單的二元對立，反而常是事物的一體兩面，既是互補，也相輔相成。老子在《道德經》說：「萬物負陰而抱陽，沖氣以爲和。」因爲陰與陽的互補相成，展現出萬物無窮的可能性。如果把腸道「感覺」

視爲陰，把腸道「反應」視爲陽，感覺與反應正是同一個雙向腸腦迴路的不同層面（請看下圖）。西醫的特點著重以科學驗證探討疾病產生症狀的因果關係，運用藥物及手術來根除病原以治療疾病。中醫則是重視人與自然的完整性，根據個人的體質與發病現象，因時因地因人制宜選擇治療方式，特別強調「藥食同源」、「身心相連」。對於腸腦相關疾病的診治，中西醫應兼容並進，「鴻飛那復計東西」，共同爲人類的身心健康把關。

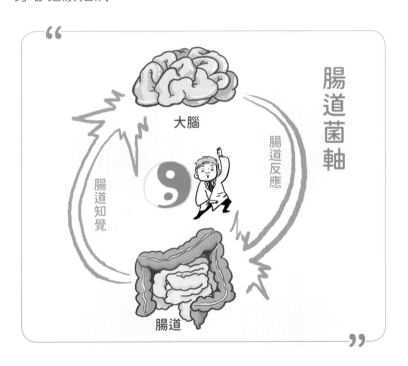

腸道菌軸

大腦

腸道反應

腸道知覺

腸道

⑥「腸」樂我淨，「腸」治久安

　　人的大腦，好比腸胃，重要的不是放進去多少，而是消化多少；不是要追求「腦滿腸肥」，而是「腦淨腸清」。有一次，我的門診送來一位腹痛如絞、不斷嘔吐的慈濟小學學童。診斷結果是長期少喝水、不吃蔬果及沒有定期如廁習慣的慢性嚴重便秘。慈濟小學有知足、感恩、善解、包容，以「慈濟四神湯」命名的四個班級。我告誡這個讀「善解」班的小朋友：「如果不好好喝水，多吃蔬果，你就沒資格讀善解班，我會請校長把你轉到包容班。」不願轉班的他從此大「廁」大悟，信受奉行，也終能「腸樂我淨」。至於太過「善解」的腸胃炎腹瀉，就必須短暫禁食，清淨飲食以促其「包容」。大腦的「感恩」、「知足」，腸道的「善解」、「包容」，也是讓腸腦菌軸能順暢運作的「腸腦四神湯」。

從出生到往生，大腦、腸道與腸道菌叢無時無刻都在密切交流與互動。攝取大量紅肉、動物性脂肪、精製糖與加工食品的現代飲食，以及環境化學物質與藥物的大量接觸，加上慢性生活壓力，正徹底顛覆我們腸道菌軸的平衡。腸－腦－菌群的互動失衡，不但產生如腸漏、腸躁症、腸道炎及肥胖，也可能與憂鬱症、焦慮症、失智症、自閉症、巴金森病等大腦疾病有關。以高動物性脂肪、高糖飲食餵食腸道菌，加上情緒壓力對大腦的長期耗損，很可能在某一時間點，將我們從「亞健康」狀態推向疾病的風暴，如代謝症候群、糖尿病、冠心血管疾病及癌症。

我們如果冀求身體「長治久安」，就要從腸道菌相的「腸治久安」做起，把腸道的「非常道」營造成通往幸福與健康的「簡單之道」（請看下頁的圖）。我們與世界的互動，包括飲食的種類，食物及藥物的化學物質，心理、情緒與社會的影響，共同形塑了我們的腸腦菌軸。三歲以前的嬰幼兒時期更是形成腸道菌結構最關鍵的時期。腸道菌相與大腦迴路仍

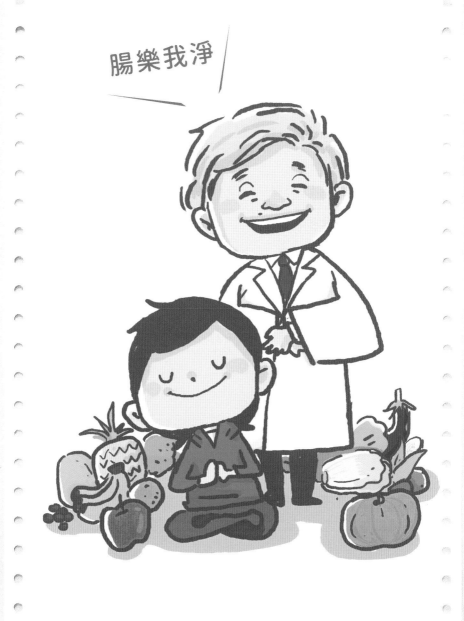

持續發育，大腦會將腸道知覺和相關情緒整理歸檔，影響我們終生的情緒、氣質及性格。母親從懷胎開始就應該要超前部署，避免高脂飲食與藥物產生的代謝物以及腸道發炎，影響胎兒大腦的發育。懷孕期間的全身性發炎可能是自閉症與思覺失調症的重大風險因素。除非是不得已合乎高危險因子的剖腹產，盡量以自然產道分娩以及母乳哺育比較能維護孩子腸道菌相的健康與多樣性。

動物性脂肪，特別是加工肉類的脂肪是發炎分子，包括細胞激素及脂肪激素的主要來源，可經過血液抵達大腦和各種臟器，造成「代謝性內毒素症」，並提高罹患肥胖、心血管疾病和各種癌症的風險。以植物為主的飲食對促進腸腦軸線的健康很有益處。高纖維的蔬菜水果有助於腸道菌相的平衡，因纖維經腸道菌叢發酵代謝的副產物為短鏈脂肪酸，它不僅扮演提供腸壁細胞食物的關鍵角色，還能促進腸神經系統的健康，同時也是腸腦溝通的要角，保護大腦免於低度發炎反應。

腸道菌是一種生態系統。在消化道中，胃與小腸是「低多樣性棲地」；而大腸則是「高多樣性棲地」，腸道菌數量最多，多樣性也最豐富。新生兒腸道的多樣性不高，主要是爲創造個人化的腸道菌模式預留更大彈性空間。而新生兒腸道主要由乳桿菌和雙歧桿菌佔據，這些菌種不但可以產生許多抗菌物質，也能製造足夠乳酸，打造出不利於病原體生長的環境。青少年以降，肥胖、腸道炎症與其他自體免疫疾病都跟腸道菌多樣性減少有關。長期服用抗生素及抑制胃酸的質子幫浦抑制劑（proton pump inhibitor, PPI），都容易造成腸菌相多樣性消失，甚至導致僞膜性結腸炎（pseudomembrane colitis）。

無論是在超市或網路所販賣的食品都可能含有傷害腸腦軸線的人工添加劑，包括甜味劑、乳化劑、果糖玉米糖漿和小麥蛋白等多種成分。工業化養殖的牛、豬肉、家禽、魚類及其他海鮮常違反生態法則，使用的抗生素和化學藥品，不但波及周圍的棲地，也會影

響我們腸道菌的功能與健康，以及其跟大腦的交互作用。避免大規模生產的加工食品，儘可能食用有機栽種的食物，也是我們持盈保泰之道。

動物性食品構造與新陳代謝，常是諸病之源。植物性食物不但構造及新陳代謝大異於人類，且所食之成分會經過大地過濾，相對非常安全。證嚴上人常勉勵弟子：「素食八分飽，二分助人好」，不但可以限制攝取的熱量，符合身體代謝需求，也減少攝取脂肪量。臺語常說「膨肚短命」，腰帶愈長，壽命愈短。老子也說：「知足不辱，知止不殆，可以長（腸）久。」而一段時間的斷食（如飢餓三十），透過腸腦菌軸的交互作用，對大腦的功能和身心健康都可能有正面影響。

情緒會造成腸道反應，因而對腸道菌群環境產生重大影響，負面情緒如壓力、憤怒、悲傷時進食，會造成腸腦菌軸失衡，減少腸道菌叢的好菌，使腸漏更嚴重，並回頭對大腦產生不利影響。而幸福、快樂、

和諧、共享的進食，大腦傳送正面訊息到腸道，也會促使腸道菌產生有益於大腦的代謝物。正念減壓法與認知行為治療有助於轉換情緒，緩減腸腦軸線的各種疾病。

　　益生菌（probiotics）、益菌生（prebiotics）與發酵食品都有助於維持腸道的多樣性。「益生菌」適量補充對宿主有益健康的微生物，但必須有足夠的活菌抵達腸道才有功效。絕多數的益生菌是屬乳酸菌，能分解醣類產生乳酸、醋酸、丙酸、丁酸、短鏈脂肪酸，可酸化腸道環境、抑制害菌增殖、調解菌叢平衡、改善腸蠕動消化、提升免疫、預防過敏，並增加維生素、酵素、干擾素合成。常見的有乳酸桿菌、雙歧桿菌、酵母菌等。而「益菌生」則指透過食物補充，以增加腸內益生菌生長，屬「養菌」性質，包括寡糖、膳食纖維及一些中草藥。含有益生菌及益菌生兩種合成的製劑稱為「合生元」（symbiotic）。利用乳酸劑培育後，將菌體物質及其分泌物萃取之產物稱為「益

生素」（biogenics），而含益生菌、益菌生及益生素三種功效之物質稱爲「益生源素」（prebiogenics）。

早期對於僞膜性大腸炎復發或炎症性腸病的治療，使用「糞菌移植」（fecal bacterial transplantation）治療，得到不錯療效。接著有了「糞菌膠囊」之口服療法，仍寄望以健康人的菌群來改善病人之腸道菌群，進而改善疾病。最近「精神益生菌」（psychobiotics）的研發與應用，聯結了腸道與神經心理領域，期待將來能展現良好成果。

我們錯把細菌當作敵人，設法把它們趕盡殺絕，對於益菌與壞菌一視同仁的「殺無赦」。從最近「腸道菌叢」與「腸道菌相」的研究，讓我們瞭解應該要珍惜且敬重與我們互利共生的無害益菌，它們是人類的一部分，比我們想像的還富有「人性」。細菌伙伴們以獨立之心，行合群之事，也是人性的細菌社會，甚至比我們更具有「神性」。共生菌的新知不斷的累

積，更為全體人類帶來全新的視野和契機。調整我們的飲食行為，「腸樂我淨」不但可讓每個人變得更健康，擺脫疾病的困擾，也可讓貧困世界的苦難人們獲得更公平、更健康的飲食，更可以讓地球環境與資源永續發展。

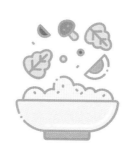

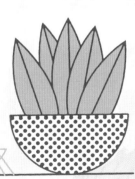

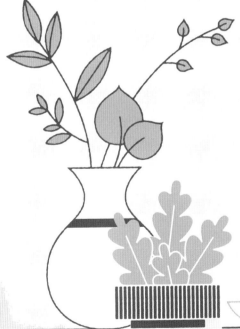

第二篇

素無量心・四無量心

❶ 清香白蓮素還眞

　　《霹靂布袋戲》的第一男主角素還眞是一位溫文儒雅、器宇軒昂、博學多能、圓融冷靜、關懷眾生、超凡脫俗，以天下大同爲己任的不世出英雄人物。其出場詩：「半神半聖亦半仙、全儒全道是全賢、腦中眞書藏萬卷、掌握文武半邊天。」眞乃具足大慈悲與大智慧的凡聖一體，還璞歸眞「素還眞」。素還眞字「清香白蓮」，處濁世而不惑，出淤泥而不染，以其正思惟、正能量、正精進而獲選本書的首席「形象大使」。

　　現代科學認爲現代人類約在五百萬至六百萬年前，與黑猩猩在演化路上分道揚鑣的。黑猩猩擁有人類沒有的巨大犬齒，稱爲獠牙。黑猩猩其實主要是以果實等植物爲食，其獠牙可能不是爲了捕食獵物用的。比較可能的推測是多夫多妻的黑猩猩群體中，爲了爭奪雌性必須以獠牙來相互鬥爭。而一夫一妻制的人類，

雄性之間的鬥爭減少，犬齒也就退化縮小了。現代的人類殺人不可能像黑猩猩或吸血鬼，直接用咬的就行了，當然更談不上真的可以「以牙還牙」了。

早期的人類如始祖地猿（*Ardipithecus ramidus*）或阿法南方古猿（*Australopithecus afarensis*）都是素食。數十萬年前，我們的史前祖先為了生存，一直在動物性蛋白質與植物的飲食間轉換自如，取決於當時可取得什麼食物，而發展為雜食型動物。腸道菌及其大量基因也能迅速的在以動物為主和植物為主的飲食間自由轉換。以前人類食用的動物都在自然環境中自由活動，腸道菌叢相對完整且多樣化，其脂肪含量遠低於現今商業肉類製品的脂肪含量。與祖先的蛋白質供應相較，現代的牲畜常牽養於小型圍欄內，吃著如玉米牠們消化系統天生不適合的飼料，只為了要快速長胖。抗生素及其他化學物質也減低了牠們腸道多樣性，而更容易罹患腸道感染。而這些動物的肉、蛋、奶以及加工衍生產品，徹底改變了我們的飲食。

以人類的牙齒來說，兒童有二十顆，成人有三十二顆。依牙齒的形狀分別啃咬蔬果：形狀近似剪刀的「門牙」；撕咬肉塊，形狀近似刀子的「犬齒」；以及磨碎食物，形狀近似杵臼的「小臼齒」與「大臼齒」。若將齒列分為上下左右四個部分，每個部分有二顆門牙、一顆犬齒、二顆小臼齒和二顆大臼齒，兒童沒有大臼齒。人類的門牙、大小臼齒與草食動物牙齒能相近，比例約佔28/32＝87.5%。而犬齒與肉食動物牙齒功能相近，比例約佔4/32=12.5%。從牙齒的結構與數目而言，人類比較適合吃素。而且，人類的顳顎關節有開合的鉸鏈運動與左右的側方運動，與草食類動物極為相似，已經許多研究證實。

我們身體的「生物性演化」是屬於比較緩慢的「達爾文模式」（Darwinian），無法趕上快速「拉馬克模式」（Lamarckian）的時代文化性變化。我們的消化系統同樣的比較類同素食動物。肉食動物消化器官主要在胃，約佔消化系統的60至70%，而人類胃的比例只有20%。肉食動物胃的酸度約為 PH 值1，甚至

更酸，因此可將生肉或腐肉的細菌全部消滅，而人類胃的酸度約為 PH 值1.5到3.5，有如素食動物。肉食動物不需要消化植物纖維，因此大腸又短又直。人類有一個很長、含有可以分解植物纖維細菌的大腸，食物通過的時間需要一到兩天，也與素食動物很像。我們的腸道中有大量且多樣的腸道菌，消化各種食物，尤其是植物性食物，因此在我們體內循環的代謝物中，估計約有40% 並非由人類本身的細胞或組織所製造，而是由腸道菌所產生。

現代智人（*Homo sapiens*）在經過幾萬年狩獵採集生活中，與其他物種競逐，並從大自然學習經驗，開始使用工具與火彌補弱點，也開始出現部落。約一萬年前，末次冰河期結束，地球開始暖化，植被種類變得豐富，海平面上升，陸地增加，各地隨之出現半定居的群居狀態，人類開始進入農耕時期。農業革命是人類開始操演自然法則的一個劃時代變革。人們從定居、群居、組成家庭、人口增加並孕育出文明。人口劇增後，就發展成都市，形成種族、民族與國家。農

耕生活不但讓人類勞動時間增加，人畜雜居也讓傳染病成爲最主要的死因。

數百萬年來，人類與自然一直和平共存。而工業革命以降，因醫藥科技的發達，公共衛生的進步以及糧食革命的成就下，人類壽命延長了數十年，地球的人口從十九世紀的十億人，暴增到今日的七十八億人，特別在過去五十年，人口的數目就增加超過一倍。在生活豐足與欲望高漲的推波助瀾下，全球食物與淡水的消耗量，五十年增加三倍以上，而同時期化石燃料消耗增加四倍，肉類的消耗量更激增至五倍以上。現代人類佔用了光合作用產物接近一半水平。

在現代科技工具理性意識的影響下，人與自然的關係變成了征服與被征服、算計與被算計的關係。自然界包括生界與無生界都不再被人類當作整體看待。地球環境與資源變成原料，人變成人力物資，以非常不自然、非人道的方式養殖大量的動物以滿足人類無法填滿的口慾，造成人與人的關係異化爲物與物的交

換，相互利用的關係，也造成人類精神需求物化，最後導致人類生存根基的危機。

根據聯合國農糧組織（FAO）2019年的統計，不含水中生物，地球每秒有二千五百五十六隻、一天有二億二千多萬隻、一年有八百零六億隻陸上動物被宰殺，只爲了滿足人類的悠悠之口（請看下圖）。臺灣的統計，每年有八百萬隻豬、三萬五千隻牛及三億七千萬隻雞被屠宰。不含進口肉品，臺灣每年每人平均吃進八十四公斤的肉類，大於我們平均體重。

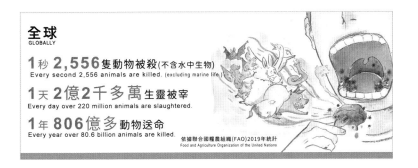

全球
GLOBALLY

1秒 **2,556**隻動物被殺(不含水中生物)
Every second 2,556 animals are killed. (excluding marine life)

1天 **2**億**2**千多萬 生靈被宰
Every day over 220 million animals are slaughtered.

1年 **806**億多動物送命
Every year over 80.6 billion animals are killed.

依據聯合國糧農組織(FAO)2019年統計
Food and Agriculture Organization of the United Nations

人類的血盆大口，是天下動物的墳場，我們的腸道成爲「屍速列車」的通道。北美飲食基於「肉食主

義」（carnivorism）的核心意識型態，認爲吃肉很「自然」、「正常」且「必要」，把其他生物視爲人類理所當然的食物，無視於動物受到虐待與虐殺。東方哲學認爲「肉食者鄙」，傳統的飲食與腸道菌有良好的互動。不幸的是，經濟發展後的亞洲國家，飲食快速西化從植物爲主轉爲動物製品爲主，造成身心健康普遍惡化。過度攝取高動物性脂肪和糖分，不但會造成肥胖，也會促成食物成癮。

　　我們祖先演化的過程，食物取之不易，而且幾乎沒有高脂肪及精製醣類的食物，我們的演化趕不上飲食型態的變化，我們的腸道結構及腸道菌軸仍然是適合「素食」型態。以植物爲主的飲食，不但最乾淨，也會帶來健康的腸道菌，並降低腸道、大腦、身體發炎的風險，減低癌症、糖尿病、心血管、代謝疾病及免疫病的發生率。我們必須徹底改變生產和消費的生態與心態，從過度消耗物質與能量的習性轉變爲少欲知足的清簡生活。清香白蓮素還眞，本書序的第四「從」是平安從「素」招來。

② 猩猩知我心

由於諸多不可思議的因緣聚合，地球才能演化孕育出高級生靈及高等生命。在地球約四十億年的生命歷史中，人類於數百萬年前突然快速崛起，異軍突起，瞬間就攀上了基因演化的最高峰，主宰了整個地球，更開始探索生命的奧秘與宇宙的廣瀚。追根溯源，人類的內骨骼是四億多年前，魚類打下的基礎；四肢是三億年前，兩棲動物時期演化的產物；毛髮、哺乳及維持恆溫的能力是一至二億年前，哺乳動物時期的遺產；指甲則是數千萬年前靈長類祖先的贈禮。而能進行有氧呼吸的新陳代謝，以及 DNA 的初構更能遠溯至二十七億年前，原核動物的細菌時期，細菌也是人類的遠房親戚。

我們從遺存於各種生物內 DNA 演化的痕跡觀之，不僅是同一「界」的生物，而是所有的生物皆是同源

同種，都是來自同一祖先。人類的基因體由三十億個鹼基對所構成，共約有二萬一千個基因，分布於所有細胞中之細胞核內的二十三對染色體上。所有人類的「基因距離」皆極相近，其差異不出 0.1%。而同胞兄弟姐妹的差異大約是 0.05%。「落地為兄弟，何必骨肉親」，從基因的角度觀之，亦有其道理。

「比較基因體學」（comparative genomics）的研究，比較人類及其他生物的 DNA 資訊差異，使 DNA 系列所賦予的意義，更為明確。人類與老鼠基因吻合度是 75%，與牛是 90%，與最近親戚黑猩猩更只有 1.23% 的差異，也就是只有三萬七千個鹼基對的不同。人類與黑猩猩在五、六百萬年前分道揚鑣，各自往不同方向發展，但卻「差之毫釐、謬以千里」，很神奇地使人類能獨立行走，勇敢的走出非洲，遍及全球。現代人的腦重約一千四百公克，是黑猩猩的四倍，使人類有高級的意識及認知功能，也發展出無以倫比的學習和適應能力，開拓了日新月異的科技、藝術與文明。

曾經雄踞地球一億多年之久的恐龍於六千五百萬年前突然灰飛煙滅。物種一夕之間全數滅絕，從原先的特定優勢，在大變動後急轉直下，成為致命弱點的先例史不絕書。人類也許自認為是現代演化最頂端的物種，但也絕非是演化長河最終端的物種。人類的大腦雖只佔體重的2%，卻要消耗全身20%至25%的熱量。需要消耗大量能量的大腦，最大的罩門是耐不住飢餓，必須不斷地進食。假如環境破壞、糧食欠收，大腦發達的人類恐怕最先滅種，此時腦小反而是一種生存優勢。在任何時空環境，樣樣都優秀的生物理論上是不存在的。看到前地球盟主恐龍的「生命啟示錄」，我們能不戒慎恐懼嗎？

人類是唯一能用語言來溝通的物種，沒有高度的語言溝通能力，就不可能有人類社會文明的發展。但即使是動物，也能發展出自己複雜的溝通方式，包括聲音的、視覺的、觸覺的或是化學的。不同動物採用的溝通方式，仰賴其最優勢且最敏感的神經受器。如同人類，動物也可結合感覺刺激來進行複雜的溝通。

在演化最接近人類的大猿，溝通系統結合了手勢、姿勢、表情和口語發聲。大猩猩與人類的基因吻合度僅次於黑猩猩，約在96%至98%之間。大猩猩基金會（The Gorilla Foundation）教導一名叫「KoKo」的雌性低地大猩猩學會了一千個美國手語字彙，可造三到八個字的句子。KoKo告訴用手語對談的小朋友說：「你們人類很笨，不斷破壞自己生存的環境。」上人看到這段影片深有同感，認為「猩猩知我心」，但現在「笑傲江湖」的人類，恐怕還是執迷不悟，裝睡不醒。

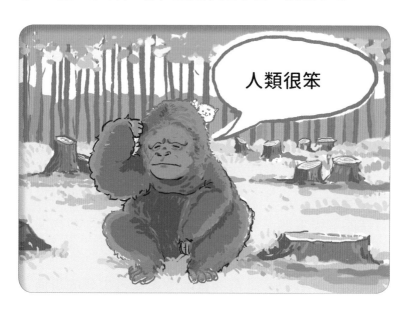

智能的發展使人類許多科技都足以毀滅地球，但仍無能帶領人類逃離地球。而更令人疑忌的是人類的理性與道德，遠遠無法企及欲望與貪婪，我們仍難稱是「理性」的動物，只是善於「合理化」的動物，本質上只是披著現代外衣、擁有現代科技的狩獵者。歷史給我們的教訓是人性會改變歷史，但歷史從來沒有改變人性，人類面臨許多自己所製造的科技危機，而最迫在眉睫的無疑是地球暖化、環境汙染及生物多樣性破壞造成的巨大浩劫。我們常以為是「自求多福」，但其實是「自作自受」。

　　大氣中有許多氣體是因為人類的活動而濃度劇增。二氧化碳、甲烷、一氧化碳、氧化亞氮皆是吸收紅外線的高手，藉由「溫室效應」造成地球暖化。科學界證實自十九世紀末至今，地球二氧化碳從小於80ppm，上升到目前突破400ppm，並確認地球總氣溫趨於暖化，與溫室氣體排放有密切關係。甲烷是人類出生前就存在於地球中的氣體，而在大氣的含量是人類出現才暴增，目前大氣中甲烷約 60% 是人為產

生的。為了滿足人類口腹之欲，養殖大量反芻動物，會排放大量甲烷。甲烷造成溫室效應的能力是二氧化碳的23倍，而同樣是牲畜產生附產品的氧化亞氮更高達300倍。畜牧產業與肉奶製品、副產品的整個生產過程，每年排放溫室氣體近三百二十六億公噸，至少佔全球總排放量的51%，是暖化的元凶之一。聯合國跨政府氣候變遷小組（IPCC）前主席帕卓理（Pachauri）語重心長的指出：「遏止氣候變遷的不二法門就是吃素。」

細菌是在微米（micrometer, μm，百萬分之一公尺）的世界，用光學顯微鏡才能偵測，而病毒則是奈米（nanometer, nm，十億分之一公尺）的世界，必須用電子顯微鏡才能讓之現形。地球上所有的生物都是細胞構成的，都會感染病毒。病毒缺乏合成蛋白質的核醣體，自我複製的每一個環節都利用宿主才能完成，所能做的事只是把基因體注入宿主細胞，是「半吊子生物」，也是「終極寄生體」。這種地表最小也是最多，擅長「寄生上流」、「借刀殺人」的病毒是危害

人類生命最可怕的微生物。很常發生的腸病毒、口蹄疫、登革熱、流行性感冒、愛滋病，以及伊波拉病毒這些超級殺手都是人類耳熟能詳的。2003年，SARS疫情蔓延；2020年，COVID-19疫滿全球，都是從原來溫和的冠狀病毒突變，變成「殺手」等級。

森林與熱帶雨林原本是病毒的住家，人們破壞病毒的棲地，迫使被逼上絕路的牠們與寄生動物移居，感染城鄉的動物與人類。原本不會攻擊人類的細菌或病毒，因為人類無所不吃，吞噬各種動物而有進入的管道，甚至不斷變異、重組、複製，以全新的姿態襲擊沒有抗體、不設防的人類，再透過高速且無遠弗屆的交通網路，急速擴張到全世界，建立全球微生物網絡，造成全球大流行（pandemic）。特別是「人畜共同傳染病」（zoonosis）的興起，對人類生命形成巨大的威脅。而疫情所至，撲殺隨之，千萬條生命何其無辜。

為了滿足人類的口腹之慾，人類豢養大量動物，

消耗大量水糧，破壞大量雨林，產生大量排泄物，排出大量溫室氣體，造成極端天氣、災害頻傳、農糧欠收、餓殍遍野、疫情蔓延與醫療崩盤。人類用餵養牲畜的飼料，幾乎佔全世界糧食的一半。而瘟疫饑荒及貧富懸殊所引起的政治動亂與戰爭，會助長極端激進主義，造成難民如潮，恐怖活動，把世界拖入不可逆的浩劫。如同《聖經》預言的世界末日，佛經亦不乏「壞劫」、「末法」之說。世界的毀滅與崩壞，來自「大三災」及「小三災」，大三災是水、火、風三種自然災害，小三災是指饑饉劫、瘟疫劫、刀兵劫不斷發生，大小三劫，威勢相乘，能毀壞世界一切有情眾生。天道好輪迴，上蒼饒過誰？我們能不戒慎恐懼嗎？

古生物學家研究發現，地球從六億年前寒武紀到六千五百萬年前恐龍消失，共歷經五次全球大滅絕，其原因多由於環境與自然因素。而地球似乎正在進入另一波大滅絕，不過此次的原因可能是人類的「集體自殺」。假如人類不願面對真相，不願思考未來，演化的自然法則從來不留情面，不適者自然淘汰，無

論以他殺或自殺的型式。若是人類的大量殞滅才能恢復地球的生機，大自然的反撲也絕對不會手軟。人類就像地球大家族最聰明的成員，但窮奢驕逸、揮霍無度，不但性格所決定的命運會遭致惡報，驕縱所造成的罪惡也會拖累整個家族。我們常誤以爲節能減碳是在救地球，其實是在挽救人類免於滅絕的命運。上人大力推動齋戒，呼籲停止殺生，祈求災難停息。本書序的三德是「恩德」：對天地要感恩；「敬德」：對自然要敬畏；「斷德」：對生命要尊重。「三德圓滿」才能保住人類永續發展的生機。

③ 知否？知否？應是紅肥綠瘦

　　北宋李清照是中國歷史上最著名的女詞人，又因其詞「新來瘦，非干病酒，不是悲秋」、「莫道不銷魂，簾捲西風，人比黃花瘦」、「知否？知否？應是綠肥紅瘦」三句，被人稱爲「李三瘦」。北美飲食多紅肉、高脂、多糖，美國人已超過75%的人過重或肥胖，從「泛美」（Pan-America）變成「胖美」。西風東漸，原本以綠色植物、蔬果爲主要飲食的東方，轉向北美飲食，也有許多國家接近五成人口過重或肥胖，從「歐巴」變成「歐肥」。「紅肥綠瘦」比「綠肥紅瘦」更符合現代「食」情。

歐巴！
歐巴～～～

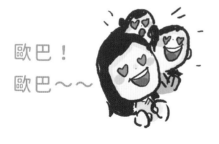

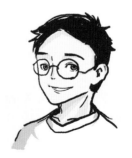

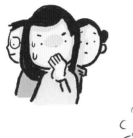

歐⋯肥⋯！

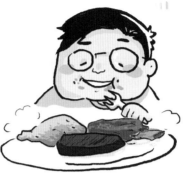

在農業發展之前，人類祖先以採集狩獵方式在非洲草原生活已有幾十萬年，並不斷向外遷徙，足跡遍及全球，而人類的演化也大部分於此時完成，並在小群體中發展出互助共利的道德觀。大約一萬年前，由於天候環境影響，人類開始定居種植作物、馴化家畜，走向了歷史的轉折路。農業革命是人類開始操演自然法則的一個劃時代變革，人們從定居、群居、組成家庭、人口遽增並孕育出文明，發展為城市，形成種族、民族與國家，並頻繁發生戰爭。農耕生活不但讓人類勞動時間增加，人畜雜居也讓傳染病成為最主要的死因，大規模的瘟疫史不絕書。

工業革命後，從合成食物開始，道具系統變化成機械，能量轉換系統藉由化石燃料的利用加速發展。機械系統與體外能量的應用組合，電子資訊傳播能力的無遠弗屆，不但將立足於陸地的人類圈擴展到空中、海中、地底，並延伸至外太空。只不過人類的現代生活是依賴龐大能源而建立。對煤、石油、天然氣等化石燃料無止境的利用，也大幅改變全球的生態與氣候，溫室氣體引起的極端天氣，已造成巨大的浩劫。網路通訊使我們「天涯若比鄰」，但也「比鄰若天涯」；無處不在的人工照明及背景噪音；如影隨形的社會壓力；風行全球的高熱量垃圾食物；四體不勤的工作娛樂；讓人焦慮、失眠甚至精神疾病，更易罹患糖尿病、心臟病、高血壓、代謝症候群及癌症等慢性病。現代人也許長壽，但往生前的平均最後八年，常是沒品質、沒尊嚴的臥床抗病生活。

精神分析學的理論「心理事件不過是社會事件的心理層面，社會事件不過是心理事件的社會層面」。商業化、功利化的社會，不斷在鼓勵奢華風氣，創造流行

風潮。試想臺灣從跨年的演唱會開始，新年、春節、西洋情人節、元宵、母親節、端午節、父親節、中國情人節、中元節、中秋節、萬聖節、聖誕節，哪個「過節」不是和自己、社會甚至地球有「過節」。商業行銷不但使我們眼睛充血、大腦缺血、荷包失血、心中淌血，更大量製造溫室氣體，破壞地球環境。情人節燒真錢，說一些鬼話給人聽；中元節燒假錢，說一些人話給鬼聽。一個成功的「烤肉醬」廣告，竟讓烤肉成為過節的儀式；大量多樣化食物的「自助餐效應」（buffet effect），不但使人「吃到飽」，而且「吃過飽」；遍地的「火鍋文化」更使肉類的消耗火上加油，由動物的肉變為人類的脂肪和熱量。

「成癮」（addiction）的神經機制有幾條迴路，其中最重要的是報償迴路（reward circuit）。這條迴路位於中腦邊緣系統（mesolimbic system）的腹側背蓋區（ventral tegmental area, VTA）與伏隔核（nucleus accumbens）的多巴胺大量釋放扮演關鍵角色。而現代「光遺傳學」（optogenetics）也證

實 VTA 亦會提供多巴胺給職司動機強化（motivation reinforcement）的腹側紋狀體（ventral striatum）。雖然強化是為了生存所演化出來的機制，但無論是讓人類存活延續的食色性也，或者任何讓人成癮的事物，如毒品、菸酒、咖啡因、電玩、網路、購物、高風險冒險及高獎勵性食物都可能會失控運作。高熱量、油脂、碳水化合物、蛋白質、甜味、鹹味和肉味等特色食物都可能被大腦視為增強物，在我們無意識的情況下驅策我們的動機，綁架我們的行為。

　　「環肥燕瘦」出自宋朝蘇東坡的詩：「短長肥瘦各有態，玉環飛燕誰敢憎。」環指的是「一身紅豔露凝香」，唐玄宗的貴妃楊玉環；燕指的是「掌中舞罷簫聲絕」，漢成帝的皇后趙飛燕。體態胖瘦在不同的時代會有不同的審美觀，「朱門酒肉臭，路有凍死骨」是形容人生不公，貧富懸殊的景況。當今物質豐饒的時代，全球在飢餓狀態人口仍有八億，但過重或肥胖人口卻超過三十億。因肥胖相關疾病往生者比餓死者更多。

肥胖是身體內脂肪過多，由於時代變遷和經濟改善，每日攝取的熱量增加，再加上缺乏運動，多餘的能量就以脂肪的形式囤積在體內，肥胖已成為現代文明病。身體「儲存脂肪」的機制，是由於過去人類獲取食物不易，必須跟飢餓持續奮戰的證明。為了生存就必須超前部署在皮下或內臟儲存脂肪，以便隨時提取能量。像肉類或乳類脂肪的「北美型飲食」，經常外食或運動不足都會讓多餘熱量囤積在體內，而造成肥胖。內臟型肥胖又稱「蘋果型肥胖」，皮下脂肪型肥胖又稱為「洋梨型肥胖」。

　　身體質量指數（Body mass index, BMI）是體重除以身高的平方。一般定義，BMI 超過 27.8 即是肥胖，正常是在 25 以下。以此定義，全世界人口約有 20% 肥胖，另外超過 25% 為過重。每日飽食終日，攝取太多熱量是肥胖主因，但一些內分泌疾病，如腎上腺瘤、甲狀腺機能不足、胰島素分泌過多，下視丘的病變，甚至染色體、基因的異常也會導致肥胖。肥胖除

了直接造成退化性關節炎、坐骨神經痛、靜脈栓塞、靜脈瘤、疝氣以及膽結石外，還會間接造成高血壓、高血脂、糖尿病、血管硬化、呼吸中止症候群及腎上腺功能異常等疾病。糖尿病沒有甜蜜生活，太發福沒有福報人生，欲知「禍」事如何，請看下回分解。

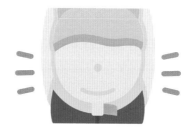

居「高」思危，「食」在心路

　　一九九四年《自然》（*Nature*）期刊刊登了一篇「食」破天驚的論文，發現「肥胖基因」（*ob* gene）編碼了一種由脂肪組織分泌，會隨著血液循環，作用於大腦以調控食量與體脂肪含量的小分子蛋白質激素。這個激素被命名為「瘦體素」（leptin），是源於希臘語「瘦」（leptons）的意思。而後來的研究也發現，因基因異常而缺乏瘦體素的孩子會有無法控管的飲食欲望，而不斷攝取非常超量的熱量，造成不尋常的肥胖。而在「半飢餓狀態」（semistarvation），瘦體素含量會降低，激發人腦對飢餓產生反應。

　　瘦體素的發現燃起了「發福」的人無窮的希望，期待大吃大喝也能「福」「瘦」全歸，庇得天下「食客」盡歡顏。全世界的藥廠更是寄予厚望，希望瘦體素的燃脂效果可以成為消除肥胖的萬靈丹及搖錢

樹。無奈人算不如天算，瘦體素功能是為了偵測缺乏狀態，而非過量狀態。當瘦體素含量變低，會引起人體強烈的飢餓反應，促進體脂肪上升；但瘦體素含量過高，卻不會引發同樣的強烈反應，促進體脂肪含量下降。食慾和體脂肪含量是一種由大腦主導的生物現象，而且常是在我們無意識情況下操控。體重減輕造成瘦體素下降引發食慾，在古代是協助祖先存活和繁衍的保護機制。但在現代物質豐裕的時代，這卻造成反效果，因為比起饑餓，過量脂肪對現代人類造成威脅更大。

另一項另人沮喪的事實是普通肥胖者在減肥期間，飢餓感反而比以前更強烈。大腦會提升減肥者的飢餓感和對食物更強烈的渴望，特別是會更敏銳感受到高熱量、高獎勵性食物發出的信號。一旦變胖，常常就「回不去」了。想要成功的減重，飲食計畫必須融入生活，儘量少碰額外添加油、糖、鹽和高熱量的高獎勵性食物，並持之以恆的運動。而運動或勞動後造成「胃口大開」，卻也常是減重效果不如預期的原因。

弓狀核（arcuate nucleus）是一個靠近下視丘腹內側核「飽足中心」（satiety center）的小區塊。而下視丘，特別是弓狀核含有大量瘦體素的受體。弓狀核會生成增加飢餓感的神經胜肽Y（neuropeptide Y, NPY），也內含會抑制食慾的蛋白質「黑素皮質素」（melanocortin）的「POMC神經元」。瘦體素調控「脂肪恆定」（lipostat）的方式是抑制促進食慾的神經元，並活化抑制食慾的神經元。動物及人體研究都顯示，過度攝取動物性脂肪，會讓身體長期處於低度發炎的狀態。而下視丘發炎可造成瘦體素阻抗（leptin resistance）與胰島素阻抗（insulin resistance），導致體脂肪設定值上調，增加肥胖與糖尿病的風險。

而當今許多生活習慣疾病都起因於代謝出現問題。可成為能量來源的物質，「過猶不及」無法被消化殆盡的話，血液內經常處於多餘的狀態會對身體造成不良的影響。而肥胖自然成為各種代謝問題最大的危險因子，而號稱為「死亡四重奏」的「代謝症候群」

（metabolic syndrome）就是內臟脂肪型肥胖加上高血糖、高血脂或高血壓，造成動脈硬化，可能引發心肌梗塞或腦中風等可怕疾病。

糖尿病從病因可分爲第一型及第二型。第一型糖尿病是自體免疫失調，引起胰島細胞功能不佳，導致胰島素分泌不足或缺乏，常於年少時發病。第二型糖尿病是胰島素阻抗性，或肥胖、過食、運動不足及壓力過大等長期生活習慣不良所引起，常於中老年時期發病。「胰島素阻抗性」就是在胰島素可以發揮功能的脂肪組織、肌肉及肝臟無法發揮功效，是第二型糖尿病的主因，也與高血壓、高血脂症及動脈硬化關係密切。一旦出現胰島素阻抗，胰島素大量分泌會形成「高胰島素血症」（hyperinsulinemia），會造成交感神經過度活絡，腎臟會吸收鈉離子導致血壓升高。「脂聯素」（adiponectin）是由脂肪細胞所製造及分泌，與維持體內葡萄糖及脂質的平衡有關。脂聯素可削減胰島素阻抗性的作用，若因肥胖導致脂肪細胞鼓脹，分泌也會銳減。

糖尿病引起的三大併發症，包括末梢神經病變、視網膜病變及腎病變，大概都是微血管長期損傷導致。而其他併發症包括狹心症、心肌梗塞、腦梗塞、閉塞性動脈硬化症、糖尿病性壞疽、急性代謝失調、糖尿病性昏迷、容易感染等。多飲、多尿、多渴為糖尿病的危險性號。而無論是第一或第二型糖尿病，飲食治療是最重要一環。食物一方面提供身體新陳代謝所需原料，一方面又提供新陳代謝過程中所需之能量，因此必須考量每天適當能量的供給，以及血糖、血脂的控制，維持適當的體重以及預防併發症的發生。飲食不注意的話，再多藥物亦無法控制好血糖。低糖、低脂肪、低鹽的飲食，尤其是新鮮蔬果以及富含纖維質的素食是治療糖尿病的最佳飲食。

人體的血液裡共有四種脂肪，包括膽固醇、中性脂肪（三酸甘油脂）、磷脂質及游離脂肪酸。膽固醇與中性脂肪過量的狀態就是高血脂症，與動脈硬化有密切的關係。膽固醇與中性脂肪都是身體不可或缺的成分，膽固醇是細胞膜、膽汁及荷爾蒙的原料，而中

性脂肪可儲存於皮下脂肪及內臟脂肪中以保持體溫，也可保護內臟免於外力衝擊，甚至是身體能量的來源之一，膽固醇與中性脂肪和「脫輔基蛋白」可結合成「脂蛋白」（lipoprotein），溶於血液之中。

低密度脂蛋白（LDL）可將膽固醇送往全身細胞中，若過量則會滲入動脈血管壁，逐漸形成動脈硬化，故被稱爲「壞的膽固醇」。反之，高密度脂蛋白（HDL）可以回收血液中多餘的膽固醇送到肝臟，被認爲是「好的膽固醇」。中性脂肪雖不是直接造成動脈硬化的原因，但過量易造成 HDL 的減少、LDL 增加。高血脂症是造成動脈硬化的一大危險因子。當動脈硬化愈嚴重，腦部及心臟的血管會變窄，最後會導致心肌梗塞及腦中風等可怕疾病。血液的膽固醇過多，易造成膽結石；血液裡的中性脂肪過多，則易引起糖尿病、痛風及脂肪肝。

貴妃捧心

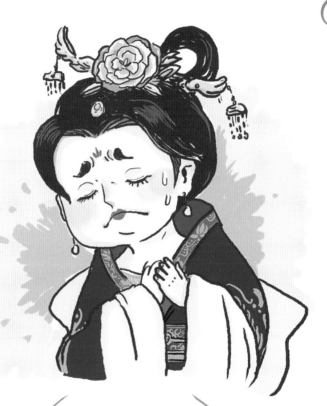

「食」在心路，
實在心痛

攝取過量的動物性脂肪或乳類脂肪，經常外食過著「北美飲食生活」的人，血液內的膽固醇就會過剩。植物食品不含膽固醇，且有極高的纖維質，能夠抑制膽固醇的再吸收。而研究報告也顯示，素食加上適當運動，避免菸酒、壓力，不僅可以預防、減低血管硬化的發生，甚至可以讓已經阻塞的血管再開通。「吃好心臟病」有兩層含義，一是吃太好會得心臟病，一是吃得好，能減少心臟病。中國古代醫書《黃帝內經》中有「脈為血之藏」之描述，「食」在心路，健康飲食便能「脈」通人和。

高血壓是心臟血管疾病最重要的危險因素。長期高血壓會導致腦血管疾病、冠狀動脈疾病、腎血管疾病以及心臟衰竭。高血壓最常見的是原因尚未解明的原發性高血壓（essential hypertension）及一些疾病造成的續發性高血壓（secondary hypertension）。世界人口中五十歲以上的人，約有40% 有高血壓。雖然高血壓已經有許多有效治療藥物，但長期服用也都可能有副作用。非藥物療法是治療輕度高血壓的上

策，包括戒菸酒、減輕體重、規律運動及低鹽、低油、高纖維的飲食。而素食平均可降低收縮壓五至六度，舒張壓三至四度，加上因此的體重減輕，對血壓下降的效果更加明顯。

「高」處不勝寒，常常必須居「高」思危。誠如「山不在高，有仙則名」、「三不在高，有控則安」，控制三高，素食尤其是王道。素食者攝取較少的飽和脂肪酸和膽固醇，以及較多的蔬果、全穀物、堅果、大豆製品、纖維和植化素，這種多攝取植物性食物，少攝取動物性飲食對健康大有助益。吃素者出現肥胖、代謝症候群、冠狀動脈疾病、高血壓、中風，甚至罹癌的比例較低，已得到許多研究證明。

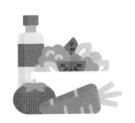

細胞叛變：癌是疾病山口組

　　1582 年，意氣風發、不可一世，即將統一日本的戰國大名織田信長，於京都本能寺遭到家臣明智光秀的叛變。帶領一萬三千名軍士的光秀大喊「敵人就在本能寺」，直襲只帶一百名親兵的信長。變生肘腋、固一世之雄的信長只豪氣地說一句：「無關是非」，便自裁而亡。這個一夜之間改變日本歷史的事件應非臨時起意，而是醞釀已久。「敵人來自於本身」也是癌症的真實寫照，腫瘤形成並非由於百萬大軍臨時起意的改旗易幟，而是由單一叛變的原始細胞慢慢增殖出一大群志同道合的同志，念念不忘的只有一件事，就是一直生長、不斷複製、不計後果、沒有止境的擴張壯大，直到最後玉石俱焚。

　　在臺灣，癌症已連續三十七年蟬聯十大死因榜首。每十萬人口惡性腫瘤的死亡率，已經超過第二名心臟

疾病及第三名腦血管疾病的總和，成為公共衛生及醫療領域最重要的議題。人體幾乎每個部位都可能遭受癌症侵害。就組織病理分類，癌細胞大體可分為表皮細胞來的，如上皮性癌、腺癌等，來自胃腸道、呼吸道、肝膽及泌尿系統；由結締組織或淋巴組織來的，如惡性肉瘤、骨癌、血癌及淋巴癌；來自神經組織，如腦瘤、脊髓瘤等。從癌細胞發展層次觀之，侷限在表皮就稱為原位癌，若突破表層深入組織稱為侵襲癌。若能在原位癌階段早期發現，基本上治癒的機會就很高。

絕大多數的癌細胞，都是因為細胞核中的基因發生變異，造成異常分裂、增殖、生長而形成。細胞核中的基因變異，只有約5% 至10% 是遺傳而來的。大部分是因暴露在致癌因子的環境中，或因受到大量的輻射，或因病毒侵入細胞核而造成的。癌症是一團過多繁生的細胞群，不遵守正常細胞的生長規律，成長為腫塊就會壓迫鄰近的組織產生症狀。而惡性腫瘤就會到處轉移插旗，而轉移可能在臨床診斷前就已發生。

癌細胞分裂至二十二代，細胞大約一億個，大小約0.2公分，就會誘導新生血管，長入腫瘤的組織內。癌細胞就會藉著新生血管，轉移擴散至全身。而當分裂至三十代，細胞數十億個，大小約1公分，才會被診斷出來。而分裂至四十代的時候，就會導致死亡。癌細胞就像暗中潛伏的忍者，不斷發展、壯大，直到氣候已成，即會積重難返，一發不可收拾。

癌細胞是從正常細胞蛻變過來，且涉及細胞的基因突變，引發突變的內在因素，往往是 DNA 複製時發生錯誤。當一個母細胞逐漸成長而分裂成兩個子細胞時，會透過 DNA 聚合酶以相當高準確度先複製DNA。DNA 每次複製會生成三十億個新的鹼基對，其中約只有三個鹼基對會發生錯誤，這些錯誤可以說是細胞難以避免的本質問題，通常可以被 DNA 修復酶的酵素修正。如果正常運作，人體的健康不會有危害。

引發突變的外在因素突變原，普遍存在於食品、食品添加物、香菸、酒類、藥品、環境污染物質等。化

學性突變原如石棉、黃麴毒素、戴奧辛、亞硝酸鹽等突變原物質。物理性突變原包括 X 光、伽瑪射線、紫外線、輻射線等電磁波。生物性突變原如 B 型、C 型肝炎造成的肝癌、人類乳突病毒引起的子宮頸癌、EB 病毒導致的鼻咽癌、人類白血病病毒引發白血病等腫瘤病毒。

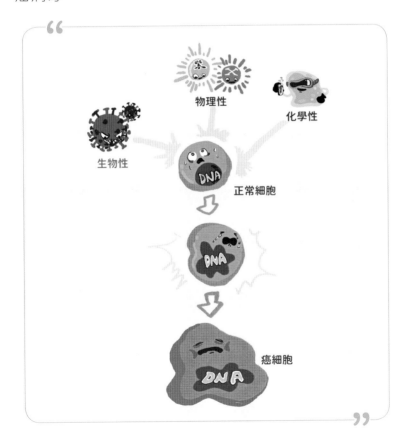

在人類的基因組中，原本就帶有一大串潛在的癌症基因，這些「原致癌基因」（proto-oncogene）具有讓正常細胞成長及增殖的功能，本是細胞運作不可或缺的基因。但一旦正常細胞受到突變原致癌物質的侵入就會使「原致癌基因」轉變為「致癌基因」（oncogene）。只要一至二天，正常細胞就轉變為癌的初始細胞（initiated cell），接著還需經十年以上的催化（promotion）過程，再轉變成癌的前期細胞（pre-neoplastic cell）。而後還要經過數年的光景，累積一些系列性的變化，包括一些致癌基因及抑癌基因（suppressor gene）的變化累積而成，才會演變為癌細胞（neoplastic cell）。任何人此刻的體內也許已存在有初始細胞、前期細胞，甚至癌細胞，只是我們渾然不知而已。

一般而言，單純的致癌基因被活化與血液腫瘤如白血病、淋巴瘤等較有關係。而大部分我們看到的癌症如肺癌、大腸癌、乳癌、肝癌、腦瘤及膀胱癌等，都與抑癌基因的缺失較有關聯。科學家已發現十數個腫

瘤抑制基因。許多基因突變都劍指某些特定組織。但 *P53* 腫瘤抑制基因卻對各種組織一視同仁，在很多癌症都扮演要角。多達 60% 的人類癌症都有 *P53* 的突變版本，更可以經由父母傳給後代，使得子女一生都有更高的罹癌風險。原致癌基因猶如車子的油門，突變成致癌基因就像踩到底的油門，向前暴衝。而抑癌基因功能有如剎車，若剎車失靈，同樣會造成失控。

「山口組」是日本幫派組織中規模最大，收入最豐的指定暴力團體。而癌症無疑也是我們身體內最危險的暴力組織、叛變集團。「病從口入，禍從口出」是古今顛撲不破的人生道理。在臺灣死亡率第一名的肺癌與吸菸、空氣汙染、石棉等關係匪淺。PM2.5，甚至更小的 PM0.1 的懸浮微粒也被認爲是引發肺腺癌的重要因素。在東亞的女性，沒有吸菸得到肺癌的比例偏高，則已被證實是與「表皮生長因子受體」（endothelium growth factor receptor, EGFR）突變有關，應用 EGFR 抑制劑標靶治療成效良好。

大腸癌雄踞臺灣惡性腫瘤發生率榜首已超過十年，而在世界發展國家也都急遽成長，主因是壽命的延長，再加上飲食習慣的改變，從以穀類、蔬菜的植物性飲食，轉變爲食用大量肉類和脂肪的北美型飲食。理論上腸壁表層的上皮細胞更新飛快，不太會累積太多受損細胞，也就比較不會發生細胞突變。通常腸壁狀態都出奇完好，但保養失常，也會出現增生（hyperplasia）、發育不良（dysplasia）、息肉（polyp）或腺瘤（adenoma），再演變爲癌症。而大腸細胞逐步演變爲癌細胞的過程，基因組累積的突變基因愈來愈多。息肉剛形成時，第五對染色體上的兩份 *APC* 抑癌基因早就突變了。息肉再有變化，DNA上又多了個突變的 *ras* 基因，進入癌症邊緣的息肉細胞又少了一個 *DCC* 抑癌基因，最後加上突變 *P53* 抑癌基因的臨門一腳，腸癌細胞終於形成。通常癌症形成會經過四至六個基因突變，而不是一蹴可成。

　　癌症的早期發現，早期治療是很重要的。在早期罹癌階段，手術是最好的方式。若癌症已經擴散，可採

取放射線治療和藥物治療。藥物治療包括化學療法、免疫療法、標靶小分子藥物，生物藥以及疫苗。此時，再揮「霍」家產，也未必能霍「去病」，再「辛」苦治療，也未必能辛「棄疾」。據科學統計，70% 的癌症都來自於飲食及生活失調。「眾生畏果，菩薩畏因」，避免致癌源是「醫未病」的最高指導原則，包括不抽菸，不吃檳榔，減少煙燻、燒烤、醃漬食物的攝取。肉類特別是燒烤、油炸，以及食品添加物，如亞硝酸鹽都是很強的致癌物，動物食品又會累積如戴奧辛等環境致癌物。另一方面，必須減少加速癌症進展的因子，如肥胖、酗酒、壓力過大及生活不正常等。

素食少鹽、低脂少糖、有機少油，全穀根莖、多喝水，有助於避免三高、肥胖、糖尿病、心血管疾病及癌症。新鮮蔬果可抑制致癌因子，不僅含有高量纖維，也富抗癌物質如胡蘿蔔素，維他命 A、C、E 與葉酸，並有抗氧化作用，可減少消化道癌症。又由於素食中脂肪含量較低，不會直接影響荷爾蒙的新陳代謝，也可減少乳癌、子宮癌及卵巢癌。聰

明的吃素，避免含有農藥及一些有致癌物質的植物及加工品，不要使用不耐高溫的植物油，加上不吸菸，癌症風險可減少一半以上。就像社會清和，暴力組織就比較沒有成長空間。

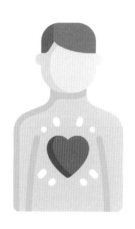

「素」無量心，「素」養人文

　　常說「酒肉穿腸過，佛在心中坐」的菩薩肯定是「腸不清」菩薩，可能也是「此脂無計可消除，才上褲頭，又上心頭」的常「不輕」菩薩。《法華經》中的「常不輕菩薩」堪忍無盡，依然禮敬眾生：「吾不輕汝，汝等當成佛。」《法華經》是佛陀晚年所宣說之教法，闡述了「開權顯實」、「會三歸一」的思想，即融會聲聞、緣覺與菩薩為一乘的理論，並提出「一切眾生皆可成佛」的理念，為眾生指明成佛之道，對於大乘及小乘的融合產生了重要的催化作用。禪宗公案，佛印禪師心中有佛，便視蘇東坡為佛；蘇東坡心如牛糞，便視佛印為牛糞。我們看到的，其實是我們的心，我的心是什麼，我們就看到什麼。但這個心指的不是心臟（heart），也非心智（brain），而是心靈（mind）。

在原始佛法的經典中，最常聽到的是「緣起」，指的是因緣之間的關係及事物之間的關係都只是不同條件的不同組合。條件一旦被改變，存在的因緣和事物都會隨之改變；條件離散，存在的因緣和事物也隨之消滅。原始佛教認為痛苦的一切源頭，都是來自「我」，將「色、受、想、行、識」五蘊視之為我的誤解，進而衍生出保護的行為。「人無我」就是要意識個人五蘊的無我，而這樣無我的特性涵括人類及所有的生命體。而無我並非「沒有認識到我」，而是誤以為「真的有一個我」。原始佛教認為愛是無明的根本，對愛極為批判，認為會使人深陷輪迴，主張「斷、捨、離」。修行的核心目的就在割捨我愛、無明與業力，追求「終結轉世」、「不受後有」。

原始佛法認為「五蘊組合的我是空的」，但沒有論及五蘊是否是空的。從原始佛法的土壤，小乘佛法開展出人不存在，而五蘊真實存在的「五蘊真實」理論。透過五蘊微觀客觀的「相」來瓦解對宏觀主觀「我」的執著。小乘佛教認為宇宙一切事物都由不能

再分割的「無方分極微塵」所構成，非常符合現代量子力學「基本粒子」的理論。既然是不可分割，就成為客觀的真實、獨立的存在，而這些真的事物具有「自性」，卻建構了假的世界。

現代量子力學可以證明基本粒子如夸克、電子的存在，但是無法證明粒子本來獨存的特性。馬克士威爾（Maxwell）及德布羅意（De Broglie）證明了光與任何粒子皆具波粒二重性（wave-particle duality）的雙重性格。薛丁格（Schrödinger）的「波動力學」也證實當我們在觀測時，它們會集中在一點，呈現「粒子」狀態，但未觀測時會以「波」的形式擴張於空間之中。粒子並非恆常不變的個體，而是瞬間的現象。沒有意識就沒有物質，意識創造了宇宙，顛覆了宏觀世界「決定論」的固有思維。普朗克（Plank）從量子層次的實驗，顯示物質是以可能性（probabilities）與傾向（tendencies）的方式存在。同樣的，海森堡（Heisenberg）於 1925 年發表的「測不準原理」（uncertainty principle），也認為無法同時正確測定

像電子一樣基本粒子的位置和運動量。量子力學主張所有微觀世界的行動都是非決定性的，需要機率與統計學的客觀解釋。從其觀點，物理「實相」不能說確實存在，符合了佛法「諸行無常，諸法無我」的觀點。

小乘佛法認為不可再分割的「極微塵」具客觀價值的「真」，本身不會變化，卻構成具有變化的「假」。大乘佛法則認為沒有不可分割變化，不受因緣影響，具「自性」的最細微東西，邏輯上不能由認定微觀世界的真實存在推演到宏觀的「我」不存在，而必須從「因緣論」來瓦解客觀價值。大乘佛法強調「五蘊皆空」，龍樹菩薩巧妙的把原始佛法的「緣起」和大乘佛法的「性空」結合成「緣起性空」的理論，認為只要緣起，就必然是性空。

由於現代的基本粒子學仍無法統合「重力」與「大統一力」，也無法解釋基本粒子大小為「零」的假設，故發展出「弦論」（string theory）及進一步的「超弦理論」（superstring theory）的假說。這些假

說認為所有的基本粒子皆能由一度空間的弦來表現，而基本粒子的種類差異是根據弦的振動與振動能，造成不同的物理特性來區分。也卽是說物體本身可能經由各種力場微小事件和不同組合。所謂的「實體」在不斷分析後，可以簡化成一種物理現象的過程，並依靠其他因素而產生，聚合成可被觀測的實物。我們這個物質世界其實是由不斷振動的能量波所組成。所有不規則的弦波，都可以經由「傅立葉公式」（Fourier transform）轉換成規則的正弦波，也就是弦理論的一維振動。如此「超眩」又「超玄」的推論這個宇宙是由「弦」所彈奏出來的天外奇想，符合了大乘佛法「緣起性空」的要義。

創造「黑洞」一詞的物理學大師惠勒（Wheeler）是一個從「科學」走向「哲學」，從「唯物」走向「唯心」的科學家。惠勒從萬物是「粒子」的觀點，過渡到「場」（field），最後定位為「資訊」（information），認為所有的物理世界都是源自非物質的「資訊」。我們常以為真空是空無一物的狀

態，但是狄拉克（Dirac）方程式導出了「真空是充滿粒子的狀態」，只不過這種狀態我們看不見，這正是「場」的概念。而二十世紀發展的量子力學應用於電磁場時，發現可以將具有「波」性質的電磁波，導出「粒子」狀態的光子，成功連結「波」與「粒子」雙方的性質，也創造出「量子場論」（quantum field theory）。物理學家卡羅（Carroll）認為萬物皆由場構成，量子場如同大海，波浪代表粒子。在「量子場論」中，空間中的每一點都是抽象的數學運算，必須結合系統的狀態向量才能得到機率。

我們的大腦同樣充斥著腦電活動，會在腦部四周產生能量場。而最近的研究也指出，地球四周存在著巨大範圍的能量場，而這些能量場不僅會同步人類意識，也會受到人類意識的影響。而大腦就如同生物性仲介，把大尺度的非局域性能量場與個別人類意識連接起來，成為局限性自我與宇宙之間的橋樑。在幾個大腦與自由意志的實驗中都證明在人們出現意識之前，腦電圖的大腦活動已提前做出決定，這似乎

說明潛意識或無意識的「資訊」（直覺、信念）比意識提前出現，並讓我們誤以為是自己在做決定。根據數學邏輯發展出的「哥德爾不完備理論」（Gödel's incompleteness theorem），當生命被設計為「不完備性」，就永遠存在部分的非理性及非邏輯性，而這個缺口就需要我們的「直覺」來創新，使生命不斷進化與超越。生命的核心是資訊，宇宙其實是一個資訊世界，人類的進化與創化是植基於資訊的創造、儲存、複製、傳送、分享與運用。

攝食是由大腦中的三個密切相關系統連動與控制。除了先前已說明的下視丘調解食慾控制系統外，多巴胺獎勵系統和大腦前額葉的執行控制系統亦扮演重大角色。人類的行為是由一系列層級式決策過程完成的，而這些決策就在大腦中的動機、認知與運動區塊活躍進行。在動機區勝出的選項，會在認知區引發與履行動機有關的決策過程；然後在認知區勝出的選項，又會在運動區引發與實際執行計畫有關的決策過程，而這些決策過程往往是無意識下進行。位於腹側

背蓋區（ventral tegmental area, VTA）和腹側紋狀體（ventral striatum）的多巴胺連結路徑是強化學習和動機的核心。「前額葉皮質」約佔人類整體腦皮質的30%，是人類最進化的地區，不但掌管理性的邏輯思辨，也與感性的情緒管控有關。其中的「腦眶額葉皮質」（orbitofrontal cortex, OFC）與「腹內側前額葉皮質」（ventromedial prefrontal cortex）皆具備計算主觀價值的能力。而前者與基底核連結，更被認為是一個選項的生成者。（請見下頁圖）第一階段，眼眶額葉皮質會先從其他腦區輸入資訊，計算每一選項的潛在價值。其次，眼眶額葉皮質會將選項的競標聲發送到腹側紋狀體。最後，紋狀體會選擇競標聲量最大的選項，並回訊給眼眶額葉皮質。

價值決策過程

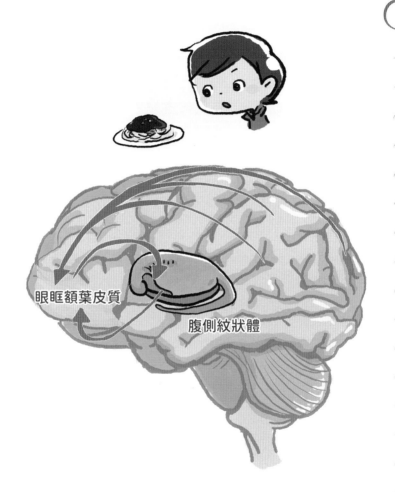

眼眶額葉皮質

腹側紋狀體

佛法認為苦的根源就是渴愛，與貪欲相纏結，其核心是從無明生成的虛妄我見，包括對欲樂、財富、名望、權勢、存在感、價值觀，甚至歷史定位的貪求與執著。而賴以存活的「食」在因緣共有四種。「四食」包括物質糧食的「段食」；根塵結合，感官與外境接觸的「觸食」；結合大腦固有經驗及多巴胺報償迴路的「識食」；以及思考或意志，以大腦前額葉價值抉擇為中心的「思食」。「思」其實是「業」，也是「意志」，有相對的善與惡，如同欲望有相對的善與惡一樣。業不但是「選擇」、「意志」，更是「因果」，善業得善果，惡業得惡果，因果律也是自然律。而離苦得樂之道就是建立在自在與清淨、利他與慈悲上。

　　對我們大腦的食物獎勵系統而言，同時含有高糖與高脂的食物，是以往大自然很少出現，我們無法理性招架的致命組合，但現在卻到處都有。我們必須透過「未來情境思緒」（episodic future thinking），想像後果的可怕。這個想像過程可活化「前額葉皮質」，這個負責處理「未來想像」抽象概念的大腦區塊。在

決策過程中就會本能地更重視未來,並減弱「延遲折現」(delay discounting)的心理特質影響。身體環保與地球環保固然攸關自己與人類的命運,常常可以警惕自己,而將不捨眾生的悲願善念置入我們的潛意識直覺中,不動心起念才是最高的境界。

演化造就人類大腦多層次的設計,古皮質與舊皮質先形成,外層包覆著最後形成的新皮質。隨著年齡增長,認知功能會直接轉到新皮質上,從解決個別問題,轉成以「辨識模式」為主,一群神經元緊密結合的認知模板,形成決策與行為模式。而每個想法與感受都會重塑大腦神經網路,「神經可塑性」(neuronal plasticity)會改變我們大腦結構。正向的思維與行動,能有意義地將注意力聚焦在新的行為模式,使大腦突觸連結(synaptic connection)生長改變,形成新的連結,產生持久性的生物變化,建立新的心理現實(mental reality),建構正念與善念的生物基礎。

神經科學證實位於兩大腦半球分界處的「前扣帶迴皮質」(anterior cingulate cortex),與散落在額

葉、頂葉的「鏡像神經元」(mirror neurons) 與人類「推己及人」的同理惻隱之心相關。而利用功能性磁振造影 (fMRI)，在不同導出利他情境研究設計中，會呈現不同腦區亮點，如伏隔核、腦島 (insula) 中腦導水管的周邊腦灰質 (periaqueductal gray matter)，或大腦前後皮質聯合區的血液動力變化。大腦是一張緻密聯結且變化多端的網路，並非以功能特位化 (functional localization) 來運作，不同的區域相互聯結且彼此影響。同一功能的運作，參與的細胞群每次不盡相同，即所謂的表徵餘裕性 (representational degeneracy)。在神經網路的概念下，一個神經細胞可參與多種運作，而一個腦區也不限定只有一種功能。利他慈悲的法喜快樂可能反映出神經傳導物質如血清素、多巴胺、腦內啡 (endorphins)、催產素 (oxytocin) 或大麻素 (cannabinoids) 的變化。潛意識心靈的善念可誘導意識大腦的善心及進一步實踐的善行。正向的思維與行動可改變大腦突觸連結，建塑善的神經路徑，在「價值抉擇」時提供腦眶額葉皮質作出正確良善的決

策。在不斷善念－善心－善行的循環下，更能發揮「長期增益作用」（long-term potentiation），去除妄想貪婪、無明執著，讓「無緣大慈」、「同體大悲」的佛性彰顯。佛教思想不是單純的「唯心論」，而是以心為本位，人文為依歸，心與物的統一。

1976年，道金斯（Dawkins）發表著作《自私的基因》（*The Selfish Gene*），把身體貶低為生存機器（survival machine），只是為了保存這個自私分子基因的殖民地而已。但最近的研究顯示，為了世世代代存活，基因必須協調合作，建立「基因社會」（The society of genes），運作一個個生存機器，重塑我們的身體與大腦、本能與欲望。而表觀基因體學（Epigenetics）的發展也推翻了許多傳統觀念，證明DNA並非決定一個人生命質量的唯一因素。我們可根據自己的努力與意志力，藉由想法與行動，把DNA調整為我們想要的生命藍圖，生命有無限的可能性。大腦及基因都有「創化性」，社會與環境都有「變異性」，所謂的演化世界就是允許生物「自我創造」及

「自我適應」的世界。大腦演化與文化深奧層次都屬於「未決定論」，善與惡不但在一線之間，也在一念之間。

佛教所說的世界是以心為本位，心與物的統一，相當符合當今量子力學、弦論、資訊論以及腦意識神經科學的論點。而大乘佛法認為有一個獨立於肉體感官之外的心，把心與物脫鉤，更強調心的主動性，包括動機、心態與願力，也相當吻合貝葉斯法則（Bayes' theorem），人生是由一連串的抉擇所決定，依靠的是經驗值計算的主觀機率。從內心修持、入世修行以消融小我、泯除對立，追求解脫涅槃，其「大漠孤煙直，長河落日圓」心境的小乘，被大乘認為是「斷滅」的消極主義。大乘行者的悲願是「菩提大道直，琉璃同心圓」，以智慧和慈悲的核心精神積極入世。如《現觀莊嚴論》的偈頌：「智不住諸有，悲不滯涅槃。」

利他與慈悲可以說是大乘佛法最重要的核心。大乘所說的大愛是認清事實，不捨眾生受無明與無奈所操

控，沈浮於無際的生死大海，將愛昇華爲慈悲來覺有情，轉化爲具體行動就稱爲「增上益樂」。《大般涅槃經》以慈悲的心理與動機，分爲三類因緣的慈悲，包括衆生緣慈悲、法緣慈悲與無緣慈悲。衆生緣起平等的觀念引申到衆生都有佛性。「素」無量心可以說是「慈悲喜捨」的四無量心，也是「利他護生」的人文素養。只有「人文」才能調和「天文」、「地文」與「人文」，大量地減低「生靈塗炭」，也能大量地降低生靈塗「碳」，還給人類清淨的身心與乾淨的地球。

證嚴上人常常慨嘆「勸善容易勸素難」。無論是「下視丘本能恆定系統」或「多巴胺獎勵系統」都是人類爲了生存的演化設計，無奈「生物性演化」趕不上「商業化」、「全球化」的時代變化，兩個生存系統徹底的被綁架利用。緩慢的前額葉邏輯系統卻建構在一個流量更大，傳訊更快的本能心智上，這也是人類欠缺長程遠見、愼謀能斷的規劃能力，而只是短視近利，隨波逐流的機會主義者。這一種情緒本能主導「當下」的力量，使我們身不由己的沈迷於眼前的欲

望與誘惑而無法自拔。不計後果的持續大量搜刮,大量消費的經濟模式,更將自己的文明與生存逼臨萬劫不復的絕境。敵人果然是在「本能」寺。

《華嚴經》的「因陀羅網」比喻相互關聯的眾生。「一珠普現一切珠,一切寶珠一珠現」,比喻眾生的心性相互含攝。很多人質疑宗教的環境保護、生態保護及素食護生雖然努力,但無法影響根源的政治與企業,難竟全功。畢竟政治迎合「民之所欲」,考量的是選票流向與政黨利益;企業迎合「人之所欲」,考量的是員工生計與股東利益,很難「計利當計天下利」。就像超過60%的民眾接受疫苗才能「群體免疫」一樣,必須有更多人發願「常素」與「長素」,才能讓政策自然轉向,企業自然轉型。「因陀羅網」就是期待光光相映,重重無盡,讓每一個人的善念善行,照亮世界所有的人,而世間所有人的善念善行也能照亮每一個人。宗教和教育能因勢利導每一個人的善念善行,才能真正改變政治與企業,讓世界更加美好。「善哉!善齋!功德無量。」

證嚴法師叮嚀語

第三篇

茹素我聞・如是我聞

愛自己的人生
愛其他人的生命
要愛一切動物命

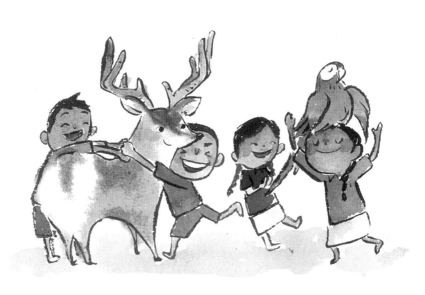

茹素是全盤的大愛
所以非愛不可
因為愛
才有力量救人
才能造福人間

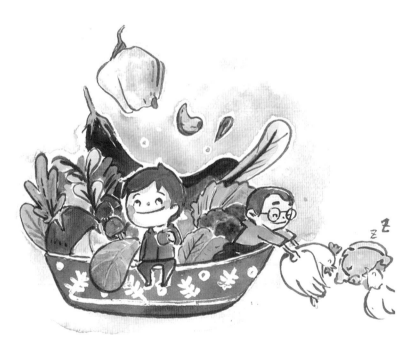

多素多福

五百個素食便當

能搶救三十八隻雞一隻豬

免於吞入人的嘴巴裡

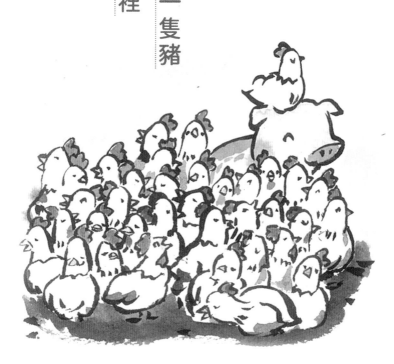

大愛包含一切眾生

完整的愛

非素不可

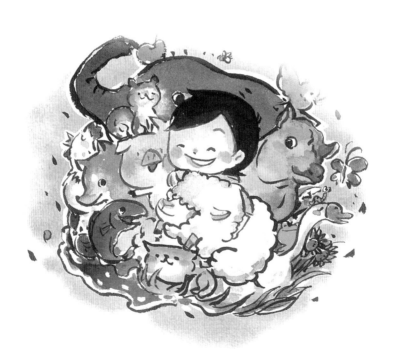

素食有益無損
有益身體
有益氣候
有益這一波疫情平和趨緩

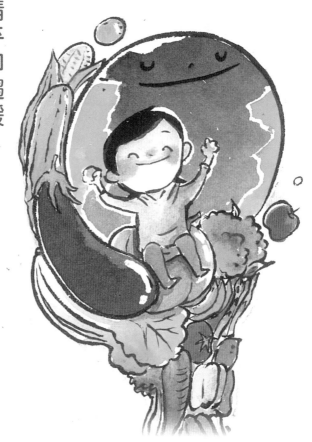

唯有素食
能改變
人類的命運

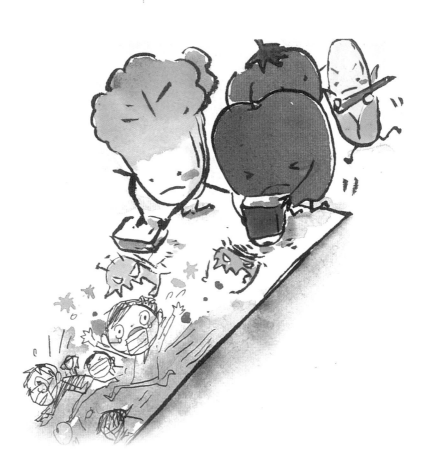

葷食是負生命債
茹素是淨化心靈的虔誠

沒有虔誠地懺悔
少了完整的大愛
無法真正平息
重重疊疊的災情

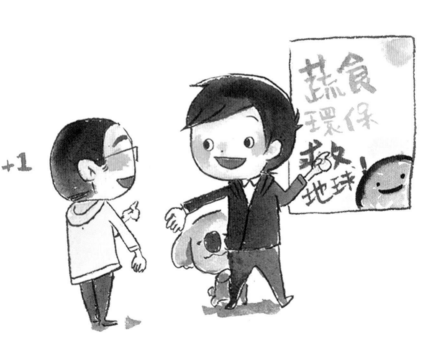

如何才能道心堅固
就是要有完整的愛

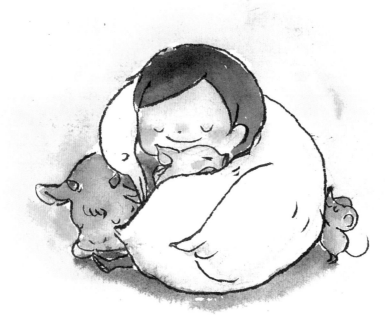

一邊好心做善事
一方面殺生葷食
這是不對的

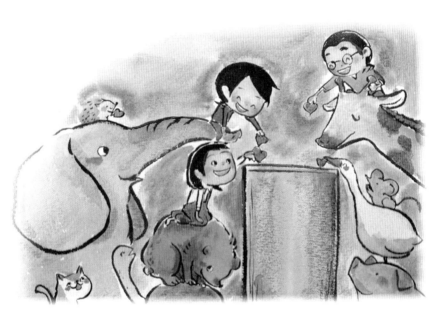

真正的護生
愛生
就是不殺生

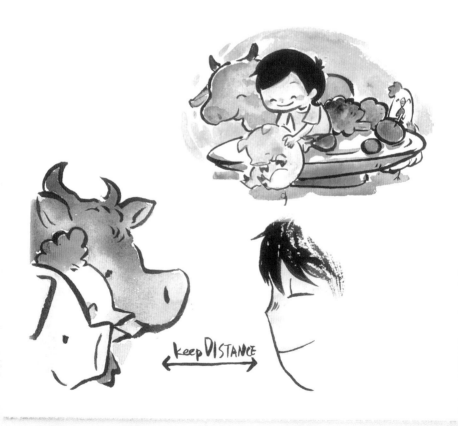

keep DISTANCE

完整的愛
就是愛人、愛物
與大地共生息

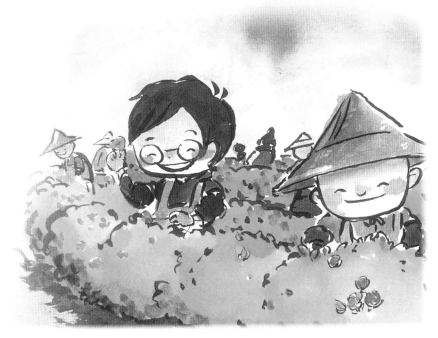

參考書目

1 羅伯特・A・溫伯格（Robert A・Weinberg）著，《細胞反叛》
（One Renegade Cell：How Cancer Begins），周業仁譯。天下
文化（1999）

2 林俊龍著，《科學素食快樂吃》。天下文化（2002）

3 徐明達著，《細菌的世界》。天下雜誌（2004）

4 林俊龍著，《吃好心臟病》。天下文化（2009）

5 生田哲著，《圖解生化學》，洪悅慈譯。易博士文化（2011）

6 奈沙・卡雷（Nessa Carey）著，《表觀遺傳大革命：現代生物學
如何改寫我們認知的基因、遺傳與疾病》（The Epigenetics
Revolution: How Modern Biology is Rewriting Our
Understanding of Genetics, Disease and Inheritance），黎湛平
譯。貓頭鷹出版（2016）

7 羅卓仁謙著，《辯經，理性的浪漫：大乘主義的自由之路》。商
周出版（2018）

8 艾莫隆・邁爾（Emeran Mayer）著，《腸道・大腦・腸道菌：飲
食會改變你的情緒、直覺和大腦健康》（The Mind-Gut
Connection: How the Hidden Conversation Within Our Bodies
Impacts Our Mood, Our Choices, and Our Overall Health），毛
佩琦譯。如果出版（2018）

9 埃爾克諾恩・高德伯（Elkhonon Goldberg）著，《大腦的悖論：
一個神經心理學家眼中的老化大腦》（The Wisdom Paradox：
How Your Mind Can Grow Stronger As Your Brain Grows
Older），黃馨弘譯。八旗文化（2018）

10 哈諾・夏里休斯（Hanno Charisius）、里夏爾德・費里柏（Richard Friebe）著，《細菌：我們的生命共同體》（Bund Fürs Leben），許嫚紅譯。商周出版（2016）

11 道森・丘吉（Dawson Church）著，《科學證實你想的會成眞：從心靈到物質的驚人創造力》（Mind to Matter：The Astonishing Science of How Your Brain Creates Material Reality），林瑞堂譯。三采文化（2019）

12 王本榮著，《上窮碧落下凡塵》（增修版）。經典雜誌（2019）

13 史蒂芬・J・基文納特（Stephan J. Guyenet）著，《住在大腦的肥胖駭客》（The Hungry Brain: Outsmarting the Instincts That Make Us Overeat），王念慈譯。大牌出版（2019）

14 林文欣著，《生命解碼：啓航宇宙尋根之旅》。八方出版（2020）

15 更科功著，《殘酷的人類演化史：適者生存，讓我們都成了不完美的人》，婁美蓮譯。文經文庫（2020）

16 以太・亞奈（Itai Yanai）、馬丁・勒爾克（Martin Lercher）著，《基因社會：從單一個體到群體研究，破解基因的互動關係與人體奧妙之謎》（The Society of Genes），潘震澤譯。衛城出版（2020）

17 王本榮著，《爲佛敎，爲衆生：廣行慈濟》。經典雜誌（2020）

18 麗莎・費德曼・巴瑞特（Lisa Feldman Barrett）著，《關於大腦的七又二分之一堂課》（Seven and a Half Lessons About the Brain），蕭秀姍譯。商周出版（2021）

腸樂我淨・素無量心

2021年6月初版　　　　　　　　　　　　　　定價：新臺幣280元
有著作權・翻印必究
Printed in Taiwan.

著　　者　王　本　榮
企劃執行　印證教育基金會
插　　圖　凌　宛　琪
叢書編輯　賴　祖　兒
校　　對　申　文　怡
校對：簡東源、萬昌鑫、蕭惠敏、王思文
　　　駱薇如、馬詩媛
內文排版　劉　秋　筑
封面設計　劉　秋　筑

出　版　者　聯經出版事業股份有限公司
地　　　址　新北市汐止區大同路一段369號1樓
叢書主編電話　(02)86925588轉5395
台北聯經書房　台北市新生南路三段94號
電　　　話　(02)23620308
台中分公司　台中市北區崇德路一段198號
暨門市電話　(04)22312023
台中電子信箱　e-mail：linking2@ms42.hinet.net
郵政劃撥帳戶第0100559-3號
郵撥電話　(02)23620308
印　刷　者　文聯彩色製版印刷有限公司
總　經　銷　聯合發行股份有限公司
發　行　所　新北市新店區寶橋路235巷6弄6號2樓
電　　　話　(02)29178022

副總編輯　陳　逸　華
總編輯　涂　豐　恩
總經理　陳　芝　宇
社　長　羅　國　俊
發行人　林　載　爵

行政院新聞局出版事業登記證局版臺業字第0130號

本書如有缺頁，破損，倒裝請寄回台北聯經書房更換。　ISBN　978-957-08-5889-1 (平裝)
聯經網址：www.linkingbooks.com.tw
電子信箱：linking@udngroup.com

國家圖書館出版品預行編目資料

腸樂我淨・素無量心/王本榮著．印證教育基金會企劃執行．
初版．新北市．聯經．2021年6月．152面．14.8×21公分
ISBN　978-957-08-5889-1（平裝）

1.腸道菌　2.素食　3.健康飲食

411.371　　　　　　　　　　　　　　　110008838